全国医药中等职业技术学校教材

中医学基础

全国医药职业技术教育研究会　组织编写

石　磊　主编　　刘笑非　主审

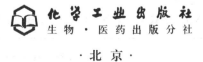

化学工业出版社

生物·医药出版分社

·北京·

内 容 提 要

　　本书作为全国医药类中等职业技术教育教材之一，由全国医药职业技术教育研究会组织相关专家编写。本书在继承中医学理论体系的内容和框架的基础上，大胆创新，采用新颖活泼的问答体例，语言表述浅显流畅易懂，提问顺序符合逻辑思维，以期能为中等职业学校教材编写做出有益尝试。全书内容包括绪论，中医学理论的哲学基础，认识正常人体，认识疾病，预防和治疗原则五部分，可供中等职业学校中医药专业教学使用，也可作为相关专业的参考和培训用书，同时也是中医学入门教育的优秀选择。

图书在版编目（CIP）数据

中医学基础/石磊主编. —北京：化学工业出版社，
2005.11（2024.10重印）
全国医药中等职业技术学校教材
ISBN 978-7-5025-7876-3

Ⅰ. 中…　Ⅱ. 石…　Ⅲ. 中医医学基础-专业学校-
教材　Ⅳ. R22

中国版本图书馆 CIP 数据核字（2005）第 132542 号

责任编辑：李少华　余晓捷　孙小芳　　　　　　　　装帧设计：关　飞
责任校对：周梦华

出版发行：化学工业出版社（北京市东城区青年湖南街 13 号　邮政编码 100011）
印　　装：北京盛通数码印刷有限公司
787mm×1092mm　1/16　印张 8¾　字数 176 千字　2024 年 10 月北京第 1 版第 17 次印刷

购书咨询：010-64518888　　　　　　　　　售后服务：010-64518899
网　　址：http://www.cip.com.cn
凡购买本书，如有缺损质量问题，本社销售中心负责调换。

定　　价：26.00 元　　　　　　　　　　　　　　　　　　版权所有　违者必究

《中医学基础》编审人员

主　　编　石　磊（江西省医药学校）

主　　审　刘笑非（湖南省医药学校）

副 主 编　邵爱华（山东中医药高级技工学校）

编写人员　（按姓氏笔画排序）

　　　　　丁建新（天津市药科中等专业学校）

　　　　　万　能（湖南省医药学校）

　　　　　石　磊（江西省医药学校）

　　　　　邵爱华（山东中医药高级技工学校）

　　　　　高秀清（山东中医药高级技工学校）

全国医药职业技术教育研究会委员名单

会　长　苏怀德　国家食品药品监督管理局

副会长　（按姓氏笔画排序）

王书林　成都中医药大学峨眉学院

严　振　广东化工制药职业技术学院

陆国民　上海市医药学校

周晓明　山西生物应用职业技术学院

缪立德　湖北省医药学校

委　员　（按姓氏笔画排序）

马孔琛　沈阳药科大学高等职业技术学院

王吉东　江苏省徐州医药高等职业学校

王自勇　浙江医药高等专科学校

左淑芬　河南中医学院药学高职部

白　钢　苏州市医药职工中等专业学校

刘效昌　广州市医药中等专业学校

闫丽霞　天津生物工程职业技术学院

阳　欢　江西中医学院大专部

李元富　山东中医药高级技工学校

张希斌　黑龙江省医药职工中等专业学校

林锦兴　山东省医药学校

罗以密　上海医药职工大学

钱家骏　北京市中医药学校

黄跃进　江苏省连云港中医药高等职业技术学校

黄庶亮　福建食品药品职业技术学院

黄新启　江西中医学院高等职业技术学院

彭　敏　重庆市医药技工学校

彭　毅　长沙市医药中等专业学校

谭骁彧　湖南生物机电职业技术学院药学部

秘书长　（按姓氏笔画排序）

刘　佳　成都中医药大学峨眉学院

谢淑俊　北京市高新职业技术学院

全国医药中等职业技术教育教材
建设委员会委员名单

前　言

　　半个世纪以来，我国中等医药职业技术教育一直按中等专业教育（简称为中专）和中等技术教育（简称为中技）分别进行。自 20 世纪 90 年代起，国家教育部倡导同一层次的同类教育求同存异。因此，全国医药中等职业技术教育教材建设委员会在原各自教材建设委员会的基础上合并组建，并在全国医药职业技术教育研究会的组织领导下，专门负责医药中职教材建设工作。

　　鉴于几十年来全国医药中等职业技术教育一直未形成自身的规范化教材，原国家医药管理局科技教育司应各医药院校的要求，履行其指导全国药学教育、为全国药学教育服务的职责，于 20 世纪 80 年代中期开始出面组织各校联合编写中职教材。先后组织出版了全国医药中等职业技术教育系列教材 60 余种，基本上满足了各校对医药中职教材的需求。

　　为进一步推动全国教育管理体制和教学改革，使人才培养更加适应社会主义建设之需，自 20 世纪 90 年代末，中央提倡大力发展职业技术教育，包括中等职业技术教育。据此，自 2000 年起，全国医药职业技术教育研究会组织开展了教学改革交流研讨活动。教材建设更是其中的重要活动内容之一。

　　几年来，在全国医药职业技术教育研究会的组织协调下，各医药职业技术院校认真学习有关方针政策，齐心协力，已取得丰硕成果。各校一致认为，中等职业技术教育应定位于培养拥护党的基本路线，适应生产、管理、服务第一线需要的德、智、体、美各方面全面发展的技术应用型人才。专业设置必须紧密结合地方经济和社会发展需要，根据市场对各类人才的需求和学校的办学条件，有针对性地调整和设置专业。在课程体系和教学内容方面则要突出职业技术特点，注意实践技能的培养，加强针对性和实用性，基础知识和基本理论以必需够用为度，以讲清概念，强化应用为教学重点。各校先后学习了《中华人民共和国职业分类大典》及医药行业工人技术等级标准等有关职业分类、岗位群及岗位要求的具体规定，并且组织师生深入实际，广泛调研市场的需求和有关职业岗位群对各类从业人员素质、技能、知识等方面的基本要求，针对特定的职业岗位群，设立专业，确定人才培养规格和素质、技能、知识结构，建立技术考核标准、课程标准和课程体系，最后具体编制为专业教学计划以开展教学活动。教材是教学活动中必须使用的基本材料，也是各校办学的必需材料。因此研究会首先组织各学校按国家专业设置要求制订专业教学计划、技术考核标准和课程标准。在完成专业教学计划、技术考核标准和课程标准的制订后，以此作为依据，及时开展了医药中职教材建设的研讨和有组织的编写活动。由于专业教学计划、技术考核标准和课程标准都是从现实职业岗位群的实际需要中归纳出来的，因而研究会组织的教材编写活动就形成了以下特点：

　　1. 教材内容的范围和深度与相应职业岗位群的要求紧密挂钩，以收录现行适用、成熟规范的现代技术和管理知识为主。因此其实践性、应用性较强，突破了传统教材以理论知识为主的局限，突出了职业技能特点。

2. 教材编写人员尽量以产学结合的方式选聘，使其各展所长、互相学习，从而有效地克服了内容脱离实际工作的弊端。

3. 实行主审制，每种教材均邀请精通该专业业务的专家担任主审，以确保业务内容正确无误。

4. 按模块化组织教材体系，各教材之间相互衔接较好，且具有一定的可裁减性和可拼接性。一个专业的全套教材既可以圆洪地完成专业教学任伤，又可以根据不同的培养目标和地区特点，或市场需求变化供相近专业选用，甚至适应不同层次教学之需。

本套教材主要是针对医药中职教育而组织编写的，它既适用于医药中专、医药技校、职工中专等不同类型教学之需，同时因为中等职业教育主要培养技术操作型人才，所以本套教材也适合于同类岗位群的在职员工培训之用。

现已编写出版的各种医药中职教材虽然由于种种主客观因素的限制仍留有诸多遗憾，上述特点在各种教材中体现的程度也参差不齐，但与传统学科型教材相比毕竟前进了一步。紧扣社会职业需求，以实用技术为主，产学结合，这是医药教材编写上的重大转变。今后的任务是在使用中加以检验，听取各方面的意见及时修订并继续开发新教材以促进其与时俱进、臻于完善。

愿使用本系列教材的每位教师、学生、读者收获丰硕！愿全国医药事业不断发展！

全国医药职业技术教育研究会

2005 年 6 月

编 写 说 明

　　本教材是在全国医药职业技术教育研究会的指导下，为医药中等职业技术学校中药类专业编写的教材。本教材的内容包括绪论、中医学理论的哲学基础、认识正常人体、认识疾病、预防和治疗原则等五个部分。

　　对于从初中升入医药中等职业学校的学生来说，中医基础理论是一门望而生畏的课程，内容抽象，且文字半白话半文言，因此，本书试图用一问一答的形式来编写，采用以符合逻辑的顺序提出问题，以简洁和友好的谈话代替冗长的描述，便于中职学生一点一滴地学习，以便减轻学生们的学习压力和增强学习兴趣。编写时尽可能用浅显易懂语言，多用白话，少引古文；内容以"必需、够用"为度，不拘泥于学科体系的完整。

　　本书的主编是江西省医药学校的石磊高级讲师，副主编是山东中医药高级技工学校的邵爱华讲师；主审是湖南省医药学校的刘笑非高级讲师。参加本教材编写的人员有：天津市药科中等专业学校的丁建新高级讲师；山东中医药高级技工学校的邵爱华讲师、高秀清讲师；湖南省医药学校的万能讲师；江西省医药学校的石磊高级讲师。

　　本书的编写过程中，得到全国医药职业技术教育研究会会长苏怀德教授、北京中医药大学钟赣生教授、广州市医药中等专业学校齐宗韶高级讲师、天津市药科中等专业学校的路振山高级讲师的指导，在此致以诚挚感谢。

　　以问答的形式来编写中等职业学校的教材，是编者所作的一个大胆尝试，是否能够达到预期的教学效果，尚需各校师生在教学过程中去检验，衷心地期望能够得到读者的宝贵的反馈意见。

编　者

2005 年 7 月

目　录

第一章 绪 论

第一节 中医学基础的主要内容

1. 中医学基础的主要内容是什么？

中医学基础包括中医学理论的哲学基础、中医学如何认识人体、如何认识疾病、如何诊断疾病、中医学防病和治病基本思路等内容。它是学习中医药专业知识与技能的入门课程。

2. 中医学理论的哲学基础是什么？

中医学理论的哲学基础是阴阳学说和五行学说。

阴阳学说和五行学说是我国古代的唯物论和辩证法，是古人用以认识和解释自然的世界观和方法论。古代的天文、历法、农业、气象、地理等自然科学均受到阴阳学说和五行学说的深刻影响，中医学也不例外。古代中医药学家们在长期的医疗实践中，将阴阳学说和五行学说运用至中医药领域中，用以阐明人体的生理功能、病理变化、疾病诊断和治疗。因此，阴阳学说和五行学说已经成为中医药理论的重要组成部分。正如恩格斯所说："不管自然科学家们采取什么样的态度，他们总还是在哲学的支配之下"。

3. 中医学是如何认识正常人体的？

正常人体是由脏腑、五体、官窍、经络和精气血津液等组成的一个有机整体。

脏腑是指人体的内脏，包括五脏（肝、心、脾、肺、肾）、六腑（胆、胃、大肠、小肠、三焦、膀胱）和奇恒之腑（脑、髓、骨、脉、胆、女子胞）；五体是指人的形体组织，包括皮、肉、筋、脉和骨；官窍又称五官九窍，是指目、舌、口、鼻、耳及前后二阴；经络是人体内的运行全身气血，联系脏腑形体官窍，沟通上下内外的通路；精气血津液是构成人体和维持人体生命活动的物质基础。五脏、六腑、奇恒之腑、五体、官窍通过经络联系起来，而精气血津液运行在它们中间，由此形成了以五脏为中心的有机整体。

4. 中医学是如何认识疾病的？

中医学认为，疾病是由于病因（致病因素）作用于人体，引起生理动态平衡失调所致。病因包括外感病因、内伤病因、病理产物性病因和其他病因四类。掌握各种致病因素的性质和致病特点，对临床诊断具有指导意义。

各种疾病的发生、发展、变化及其转归，存在着一般的规律，这种规律中医学称为病机。邪气（各种致病因素）作用于人体，人体的正气（人体的机能活动及抗病和康复能力）就必然奋起抵抗邪气，从而形成了正邪相争，其结果则是引起阴阳失调、气血津液失常。因此，尽管疾病的种类繁多，千差万别，但总离不开邪正盛衰、阴阳失调、气血津液失常等病机变化。

5. 中医学是如何诊断疾病的？

中医学诊断疾病的主要方法是辨证。

辨证的步骤是：首先要通过四诊（望、闻、问、切）搜集疾病的临床表现（症状和体征），其次通过分析、综合，辨清疾病的病因、病位、病性和邪正的关系，最后概括、判断为某种性质的证。辨证是中医学诊断疾病的一种独特方法。中医学诊断疾病，虽说是既辨证又辨病，但更重视辨证。因为辨证是中医学确定治法（论治）的前提和依据。中医学在辨证论治、辨病论治和对症治疗三种方法中，辨证论治用得最多。中医学临床常用的辨证有八纲辨证、脏腑辨证、气血津液辨证、六经辨证、卫气营血辨证和三焦辨证等。

6. 中医学防病和治病基本原则是怎样的？

中医学预防疾病的原则是未病先防、既病防变。未病先防，就是在疾病发生之前，做好各种预防工作，防止疾病的发生；既病防变，就是疾病一旦发生，应早期诊断，早期治疗，防止疾病的发展与传变，达到早期治愈的目的。

中医学治疗疾病的原则是治病求本、扶正祛邪、调整阴阳和三因制宜。治病求本就是要找出疾病的本质，并针对其本质进行治疗；扶正祛邪就是要扶助正气，祛除邪气，使机体早日康复；调整阴阳就是要恢复机体阴阳的相对平衡；三因制宜就是要根据发病季节（时）、地域（地）和病人的年龄、性别、体质和病情（人）等的不同，制定相应的治疗方法。

第二节　中医学的基本特点

7. 中医学的基本特点是什么？

中医学有二个基本的特点，即整体观念和辨证论治。

一、整体观念

8. 什么是整体观念？

整体观念包含两方面的含义：其一是人体是一个有机整体；其二是人体与环境是一个有机整体。

（一）人体是一个有机整体

9. 人体的各部分是怎样形成一个有机整体的？

人体的各部分形成一个有机整体，主要是通过以下方式来实现的。

（1）经络的联结

通过经络的联结，脏腑、五体和官窍等形成了人体形态结构上的整体。

（2）精气血津液的运行

精气血津液运行于脏腑、五体、官窍与经络之间，形成了功能上的整体。

10. 怎样从生理、病理、诊断和治疗几方面理解人自身是一个有机整体？

（1）生理方面

以五脏为中心的五个系统，在心的主宰下，既有相互促进的作用，又有相互制约的作用，共同完成复杂的生理活动。

（2）病理方面

五个子系统的病变，可在系统内部和系统之间相互影响、相互传变。如寒邪侵犯皮毛（恶寒发热），可内传于肺（咳嗽），影响到鼻（流涕），下传大肠（腹泻）；又如肝胆湿热证（胁痛、黄疸、苔黄腻、脉弦等），可以影响到脾（厌油、食欲不振等）。

（3）诊断方面

可以通过外在五体、五官九窍的变化，诊断内在脏腑的病变。如见有目赤肿痛，多为肝火上炎；见有耳鸣耳聋、骨质疏松易骨折，多为肾精不足。

（4）治疗方面

从调整整体出发，可以治疗局部疾病。如清心泻火，可治口舌生疮。

（二）人与环境是一个有机整体

11. 环境对人体有哪些影响？

环境对人体的影响主要体现在自然环境和社会环境两方面。

（1）自然环境对人体的影响

自然界提供了人类赖以生存的必备条件，自然环境的变化必然引起人体的相应反应。这种反应在生理范围内，即是生理适应性；超过了人体的生理范围，即是病理性反应。

昼夜晨昏对人体的影响：日出阳气旺，人体则阳趋表而寤；日落阳气衰，人体阳趋里而寐。人体患病，则旦慧昼安，夕加夜甚。

四季对人体的影响：人体汗、尿、脉、面色等随四季变化而变化；不同的季节，多发病和流行病不同；气候骤变或季节更替，则某些疾病发作或加剧。

地域对人体的影响：南方气候温暖潮湿，则南方人腠理疏松；北方气候寒冷干燥，则北方人腠理致密。不同的地域，多发病不同，如某些地方性疾病，与地域有密切关系。

（2）社会环境对人体的影响

人是最社会化的动物，社会环境对人的身心影响很大。天下太平，人们安居乐业、丰衣足食，则人的身心健康，少病长寿。社会动乱，民不聊生，缺衣少食，则人的抵抗力下降，易罹患疾病。

二、辨　证　论　治

12. 病、证、症的概念是什么？

病是指有特定病因、发病形式、病机、发展规律和转归的一个完整病理过程。如感冒、痢疾、麻疹、中风等。

症是指病的临床表现，包括症状和体征，如发热、咳嗽、头痛、无力等。

证是指病的发展过程中某一阶段的病理概括。它包含了病因、病位、病性和正邪关系等信息，如风寒表证、肝胆湿热证等。

13. 什么是辨证论治？

辨证论治分为辨证和论治二个步骤。辨证，就是将四诊所搜集的症状、体征及其他资料，进行分析、综合，辨清病因、病位、病性及邪正关系等情况，最后概括、判断为某种性质的证。论治，就是根据辨证的结果，确定相应的治疗方法。

辨证论治是中医在诊断和治疗疾病的过程中最常采用的方法。这是因为：同一种疾病，在其发展的不同阶段，可产生不同的证，根据辨证论治原则，要采用不同的治疗方法，这称为"同病异治"；不同的疾病，又可出现相同或相似的证，根据辨证论治原则，要采用相同的治疗方法，这称为"异病同治"。

第三节　中医学理论的形成与发展

14. 标志着中医学理论体系形成的典籍是什么？

中医学理论的奠基之作是《黄帝内经》（又称《内经》）。一般认为，《黄帝内经》非一人一时之手笔，托名黄帝，其成书年代在战国与秦汉之间。该书分为《素问》和《灵枢》两部分，内容包括脏腑、经络、诊法、辨证、治则和预防等。《黄帝内经》是中医学的经典著作，它的成书，标志着中医理论体系的初步形成。

15. 可与《黄帝内经》媲美的典籍是什么？

《黄帝八十一难经》（又称为《难经》）是一部可与《黄帝内经》媲美的中医经典著作。作者不详，原题秦越人撰。一般认为，成书于西汉。全书以设问解答的方式编纂而成。内容有所创新，补充了《内经》的不足。

16. 最早确立辨证论治的书籍是什么？

最早确立辨证论治原则的书籍是东汉张仲景所著的《伤寒杂病论》。本书经宋代林亿等整理后分为《伤寒论》和《金匮要略》两本书。前者以六经为纲，论述外感病的辨证论治；后者以脏腑为纲，论述杂病的辨证论治。《伤寒杂病论》成为历代医家辨证论治的楷模，张仲景被尊为"医圣"。

17. 现存最早的药物学专著是什么？

现存最早的药物学专著是《神农本草经》（又称《本经》）。作者不详，托名神农，大约成书于东汉。本书收载药物365种，论述了四气、五味、有毒无毒等中药学基本理论。为后世中药学理论体系的建立奠定了基础。

18. 第一部中医病因、病机和证候学专著是什么？

现存最早的一部病因、病机和证候学专著是隋代巢元方等编著的《诸病源候论》。该书分别论述了内、外、妇、儿、五官等各科疾病的病因、病机和证候。

19. "金元四大家"是指哪些医家？

在金元时期，发生了中医学史上最有影响的学术争鸣，代表人物有："寒凉派"刘完素；"攻下派"张从正；"补土派"李东垣；"养阴派"朱丹溪。各个医学流派在理论和实践上都有所创新，推动了中医学的发展。

20. "温病学派"最有影响的代表人物有哪些？

明清时期，温病学派的出现，标志着中医学理论的发展又取得了突破性的进展。明代吴又可提出"戾气"学说，著成《温疫论》；清代叶天士创立"卫气营血辨证"，著成《温热论》；清代吴鞠通创立"三焦辨证"，著成《温病条辨》。

第二章　中医学理论的哲学基础

第一节　阴　　阳

21. 什么叫阴阳？

阴阳，是对自然界相互关联的某些事物和现象对立双方的概括。

阴和阳既可代表两个相互对立的事物，又可代表同一事物内部所存在的相互对立的两个方面，如天地、寒热、动静、升降、昼夜、上下、左右、男女等。

22. 如何对事物进行阴阳分类？

对事物进行阴阳分类，一般采用如下两种方法，见表2-1。

表 2-1　事物阴阳属性归类表

项目	类　比　法											特别指定法				
阴	地	月	夜	秋冬	内	下降	寒凉	静	收敛	有形	柔	抑制	乙	偶数	西	北	右
阳	天	日	昼	春夏	外	上升	温热	动	发散	无形	刚	兴奋	甲	奇数	东	南	左

（1）类比分类法：它是将事物的特性与阴阳的特性进行类比的一种方法。一般来说，静止的、下降的、内守的、晦暗的、有形的、安静的、抑制的、寒冷的等，都类似于阴的特性，故属于阴。与之相对应的，运动的、上升的、外向的、明亮的、无形的、躁动的、兴奋的、温热的等，都类似于阳的特性，故属于阳。

（2）特别指定法：对于无法进行类比的事物则采用特别指定法来进行分类。如奇数、甲、左等为阳，偶数、乙、右等为阴。

一、阴阳的相互关系

23. 阴阳的相互关系表现在哪些方面？

阴阳的相互关系包括四个方面：阴阳的对立制约、互根互用、消长平衡、相互转化。

24. 什么是阴阳的互根互用？

阴阳互根是指阴阳的互相依存关系。阴阳双方相互依存共处一个统一体中，每一方都不能脱离对方而单独存在。如昼为阳、夜为阴，没有昼就无所谓夜，没有夜也无所谓昼；上为阳，下为阴，没有上就无所谓下，没有下就无所谓上。其他如内外、动静、寒热等，无一不是一方以另一方为存在的条件。说明阴阳任何一方的存在都是以对立的存在作为前提条件，二者既对立又统一。

阴阳互用是指阴阳的相互促进关系。如气与血相对而言，血为阴，气为阳。气为血之帅，气能生血、行血和摄血；血为气之母，血能养气和载气。气和血是互相为用的。

25. 什么是阴阳的对立制约？

阴阳的对立制约是指阴阳双方既是相互对立的统一体，又存在着相互削弱的关系。如春夏气候之所以温热，是因为春夏阳气上升抑制了寒凉之气；秋冬气候之所以寒冷，是因为秋冬阴气抑制了温热之气。这说明了热能制寒，寒能制热的阴阳对立制约关系。

26. 什么是阴阳的消长平衡？

阴阳的消长平衡，是指相互对立的阴阳双方，不是处于静止状态，而是处在阴消阳长或阳消阴长的运动变化之中。阴和阳之间的平衡不是静止的和绝对的平衡，而是在一定时间、一定限度内，在"阴消阳长"、"阳消阴长"之中维持着的相对的动态平衡。以四时变化来说，从冬季到春、夏季，气候从寒冷逐渐转暖变热，即是"阴消阳长"的过程，从夏季到秋、冬季，气候从炎热逐渐转凉变寒，即是"阳消阴长"的过程。阴阳的相互制约和相互消长，使事物处于相对协调的平衡状态，生物才有生、长、化、收、藏和生、长、壮、老、已的发展变化。如果只有"阴消阳长"而无"阳消阴长"，或只有"阳消阴长"而无"阴消阳长"，即是破坏了阴阳的相对平衡，形成阴或阳的偏盛或偏衰，导致阴阳的消长失调。对自然来说，即是气候的异常，可导致灾害；对人体来说，就是病理状态。

27. 什么是阴阳的相互转化？

阴阳转化，是指阴阳对立的双方，在一定条件下可以各自向相反的方向转化，即阴可以转化为阳，阳可以转化为阴。阴阳的相互转化，一般都表现在事物变化的"物极"阶段，即"物极必反"。没有一定的条件便不能转化，如春温发展到夏热之极点，就是向寒凉转化的起点；秋凉发展到冬寒之极点，就是逐渐向温热转化的起点。

二、阴阳在中医学中的运用

28. 人体如何分阴阳？

以部位来分，上部为阳，下部为阴；体表为阳，体内属阴；背部为阳，腹部为阴；外侧为阳，内侧为阴。以脏腑来分，六腑属阳，五脏属阴；心肺居上属阳，肝肾居下属阴。各脏又有阴阳之分，如心有心阴、心阳；肾有肾阴、肾阳等。

29. 人体阴阳平衡的含义是什么？

人体的阴阳平衡是阴阳学说对人体生理状态的概括。（见图4-1）

人体的阴阳平衡，体现在人体的阴精（物质）和阳气（功能）之间的对立统一之中。阴精是阳气的物质基础，没有阴精（物质），就无以化生阳气（功能）；没有阳气（功能），就无以化生阴精（物质）。物质和功能的动态平衡，是人体生命活动的基础。

30. 人体阴阳失调的含义是什么？

人体的阴阳失调是阴阳学说对人体病理状态的概括（见图4-2、图4-3、图4-4、图4-5、图4-6）。

导致人体的阴阳失调，取决于两方面的因素：一是正气，分为阴精和阳气；二是邪气，分为阴邪和阳邪。疾病的过程，是正气与邪气相互斗争的过程，其结果则可以用阴阳失调，即阴阳的偏盛或偏衰来概括。阴的偏盛，包括阳偏盛和阴偏盛；阴阳偏衰，包括阳偏衰和阴偏衰。

31. 如何调整人体的阴阳？

调整人体的阴阳是阴阳学说对人体疾病治疗原则的概括。所谓调整阴阳，就是补其不足，损其有余，恢复阴阳的相对平衡。

阴阳偏胜，是有余之证（即实证），应损其有余。阳偏胜属实热证，宜用寒凉药治之，即"热者寒之"；阴偏胜属实寒证，宜用温热药治之，即"寒者热之"。

阴阳偏衰，是不足之证（即虚证），应补其不足。阴偏衰属虚热证，宜用补阴法治之；

阳偏衰属虚寒证，宜用补阳法治之。

第二节　五　行

32. 什么是五行？

五行是指木、火、土、金、水五类事物的运动变化。

33. 五行的特性是什么？

木有生长、升发、条达、舒畅的特性；火有温热、上升的特性；土有载物、生化的特性；金有变革、肃杀的特性；水有滋润、向下的特性。

34. 如何对事物进行五行归类？

中医对事物进行的五行归类，采用的是"取类比象"法。取类比象，就是将相似属性事物（包括人体）的特征与五行的特征进行类比后，分别归属于五行。一般以五行为中心，将自然界一些与人类生活有关的事物和现象以及人体组织结构、生理病理现象，按其不同的性质、作用与形态，分别归属于木、火、土、金、水（见表2-2）。

表 2-2　五行归类表

自然界						五行	人体					
五方	五季	五气	五化	五味	五色		五脏	六腑	五官	五体	五志	五声
东	春	风	生	酸	青	木	肝	胆	目	筋	怒	呼
南	夏	暑	长	苦	赤	火	心	小肠	舌	脉	喜	笑
中	长夏	湿	化	甘	黄	土	脾	胃	口	肉	思	歌
西	秋	燥	收	辛	白	金	肺	大肠	鼻	皮	悲	哭
北	冬	寒	藏	咸	黑	水	肾	膀胱	耳	骨	恐	呻

一、五行的相互关系

（一）相生与相克

35. 什么是五行的相生？五行相生的次序是怎样的？

五行的相生，是指一行对另一行具有促进、助长、资生的作用。

五行相生的次序是：木生火、火生土、土生金、金生水、水生木（见图2-1）。

36. 什么是"母子关系"？

母子关系是指五行相生次序中的相邻两行之间的关系。前一行为"母"，后一行为"子"。

以木与火为例：生我者为母，木为火之母；我生者为子，火为木之子。

37. 什么是五行的相克？五行相克的次序是什么？

五行的相克是指一行对另一行具有抑制、制约作用。

五行相克的次序是：木克土、土克水、水克火、火克金、

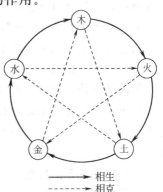

图 2-1　五行相生相克次序图

金克木（见图 2-1）。

38. 相生与相克之间有何关系？

五行的相生相克是事物间相互促进和相互制约的正常规律。相生与相克二者之间是相反相成的关系：没有生就没有事物的发生与发展；没有克就没有事物的协调和平衡。

（二）相乘与相侮

39. 什么是五行的相乘？五行相乘的次序是什么？

相乘即相克太过，指五行中的某一行，对于"我克"的一行克制太过。

五行相乘的次序与相克的次序相同，即：木乘土、土乘水、水乘火、火乘金、金乘木。

40. 什么是五行的相侮？五行相侮的次序是什么？

相侮，是反向相克，又称反侮。即指五行中的某一行对本来"克我"的一行进行反克。

五行相侮的次序与相克的次序相反，即：土侮木、水侮土、火侮水，金侮火，木侮金。

41. 相乘与相侮有何关系？

相乘和相侮是事物的协调和平衡破坏后出现的反常现象。二者是在五行中的某一行过于强盛或五行中的某一行过于虚弱的情况下同时发生的；即发生相乘的同时，可发生相侮；发生相侮的同时，可发生相乘。

二、五行在中医学中的运用

42. 人体脏腑如何分属于五行？

肝与胆分属于木；心与小肠分属于火；脾与胃分属于土；肺与大肠分属于金；肾与膀胱分属于水。

43. 五行原理可以用于解释脏腑间在生理上的相互关系吗？

五行原理可以解释脏腑间的相互促进和制约的协调平衡关系。

（1）用五行相生解释脏腑之间相互促进的关系

如肝藏血以济心，即肝生心；心之热以温脾，即心生脾；脾化生气血津液以充肺，即脾生肺；肺能通调水道以助肾，即肺生肾；肾精滋养肝之阴血，即肾生肝等。

（2）用五行相克解释脏腑之间相互制约的关系

如肾阴的滋润，可制约心阳的亢烈，即肾克心；心的阳热，可防止肺气的过于清肃，即心克肺；肺气清肃下降，可抵制肝阳的上亢，即肺克肝；肝之疏泄可以防止脾气之壅滞，即肝克脾；脾之运化可防止肾水之泛滥，即脾克肾等。

44. 五行原理可以用于解释脏腑间在病理上的相互影响吗？

以五行学说来说明五脏疾病的传变分为相生关系的传变和相克关系的传变两个方面。

（1）相生关系的传变

即母子相传，包括"母病传子"和"子病犯母"两个方面。如肾水为母脏，肝木为子脏，肾水不能滋养肝木而致肝阴不足，即"母病传子"。又如肝木为母脏，心火为子脏，若心血亏虚而致肝血不足或心火亢盛而致肝火上炎，即心病及肝，均属子病犯母，又称"子盗母气"。

（2）相克关系的传变

即乘侮相传，包括"相乘"传变和"相侮"传变两个方面。如肝与脾，肝属木，脾属土，正常情况下木克土。若木气亢盛，肝气横逆，犯胃犯脾，形成肝胃（脾）不和证，即属木乘土。又如肺与肝，肺属金，肝属木，正常情况下金克木。若肝气旺盛影响了肺，形成肝火犯肺（木火刑金）证，即属木侮金。

45. 五行的原理可以用于疾病的诊断吗？

由于五脏与五色、五音、五味及相关脉象的变化与五行有着一定的联系，所以临床诊断疾病时，就可以综合四诊所得的材料，根据五行所属及生克乘侮变化规律，来诊断病情。如面见赤色，口苦，脉洪，可诊断为心火亢盛；面见青色，喜食酸味，脉弦，可诊断为肝病。若脾虚病人面见青色，为木来乘土；心脏病人面见黑色则为水来克火等。

46. 五行的原理可以用于疾病的治疗吗？

运用五行原理，指导疾病治疗，主要体现在两个方面，一是控制疾病的传变；二是确定治则和治法。

（1）控制疾病的传变

治疗时除对病变的本脏进行调治外，还应根据五行的生克乘侮规律调整其关系，控制其传变。如肝气太旺，则木旺必乘土，应补益脾气，以防止肝病传脾。

（2）确定治则和治法

① 根据相生规律确定的治疗原则是"虚则补其母，实则泻其子"。

虚则补其母是指一脏虚弱之证，不仅要补本脏之虚，还要补"母脏"。虚则补其母具体的方法如：培土生金、益火生土、滋水涵木等。

实则泻其子是指一脏邪实之证，不仅要泻其本脏，还要泻其"子脏"。如治肝火上炎要泻心火。

② 根据相克规律确定的治疗原则是抑强扶弱。抑强扶弱的具体方法如培土制水、壮水制火、佐金制木、泻南补北等。

第三章 认识正常人体

47. 人体作为一个有机整体是由哪些部分构成的?

正常人体是一个由脏腑、五体、官窍、经络和精气血津液等组成的有机整体。

脏腑包括五脏、六腑和奇恒之腑。五脏,包括心、肝、脾、肺、肾;六腑,包括胆、胃、大肠、小肠、膀胱、三焦;奇恒之腑包括脑、髓、骨、脉、胆和女子胞。五脏、六腑(三焦除外)和女子胞居于体腔之内。体腔外有五体和官窍。五体包括皮、肉、筋、脉、骨;官窍包括目、舌、口、鼻、耳及前后二阴。经络是纵横交错、遍布全身的网络系统。精、气、血和津液是构成人体和维持人体生命活动的基本物质。

五脏是这一有机整体的中心,是人体最重要的部分。以上各部分由经络联成一个有机整体。六腑、五体、五官分属五脏管理。精、气、血和津液等也通过经络这一通道营养着各脏腑器官,维持着人体的生命活动。

第一节 脏 腑

48. 中医学的脏腑与西医学的内脏有什么不同?

中医学的脏腑是对体腔内部器官的总称,主要包括五脏和六腑,它(除三焦外)和西医学的内脏均是指人体胸腔和腹腔内器官的统称,包括肝、心、脾、肺、肾、胆、胃、大肠、小肠、膀胱等。

中医学的脏腑虽与西医学的内脏大多在名称、形态、部位上的论述是相同的,但其生理功能、病理涵义却不完全相同。中医学某一脏腑的名称,不单是一个解剖学的概念,更主要的是一个概括了某一类生理、病理现象的概念。中医学某一脏腑的功能可包括西医学几个内脏器官的功能,西医学一个内脏器官的功能,也可能分散在几个中医学的脏腑功能之中,所以不能把中医学某一脏腑与西医学的同名脏器等同看待,同样,也不能把中医学某一脏腑的疾病与西医学同名脏器的疾病等同看待。

49. 五脏、六腑和奇恒之腑有什么不同?

五脏和六腑的区别主要有三点,即阴阳属性、形态特点和功能特点的区别。

(1)阴阳属性的区别

五脏属阴;六腑属阳。

(2)形态特点的区别

五脏的共同形态特点是属实质性器官;六腑的共同形态特点是属空腔性器官。

(3)功能特点的区别

五脏共同的功能特点是主"藏精气",即主管化生和贮藏气血津液等精微物质;六腑共同的功能特点是主"传化物",即主管受纳和腐熟水谷,传导和排泄糟粕。

一、脏腑的生理

（一）心与小肠系统

50. 心与小肠系统的组成有哪些？

心、小肠、手少阴心经、手太阳小肠经、脉、面、舌、汗、喜等构成心与小肠系统。

心位于胸腔，外有心包络围护。心在五行属火，起着主宰生命活动的作用，在五脏六腑中居于首要地位。所以《素问·灵兰秘典论》称"心者，君主之官。"

小肠是一个狭长而中空的管状器官，迂曲回环于腹腔中，上接幽门与胃相连，下接阑门与大肠相通。小肠与心通过经脉中的手少阴心经、手太阳小肠经的联系形成表里关系。

心的生理功能

51. 心的生理功能是什么？

心的生理功能是，心主血脉，心主藏神 。

52. 什么叫心主血脉？它的必备条件是什么？

心主血脉是指心具有推动血液在脉中运行的功能。心脏和脉管相连，形成一个密闭的系统，血液通过心的推动作用运行于脉中。

心要完成主血脉的生理功能，必须具备三个条件。①心气充足。心气是推动血液的动力，心脏搏动是心气的主要运动形式。心脏是人体血液循环的枢纽。②脉管通畅。脉管为血之府，是血液运行的通道。③血液充盈。血液必须充盈于脉中，才能正常运行。

心主血脉的功能正常与否，可以从面色、舌象、脉象和胸部的感觉中体现出来。心气充沛，血液充盈，脉道通利，则面色红润、舌色淡红润泽、脉象和缓有力、胸部舒畅；若心血亏虚，则可见面色淡白无华、舌色浅淡、脉细无力，常觉心悸心慌；若心血瘀阻，则见面色青紫、舌质紫暗或有瘀点瘀斑、脉涩或结代脉、心前区憋闷疼痛等；若心火亢盛，可见面色红赤，舌尖红赤、芒刺、生疮等。

53. 什么叫心藏神？

心藏神，又称心主神志或心主神明。心藏神是指心有主管人体的精神、意识和思维活动及主管一切生理活动的功能。

神有广义和狭义之分。广义的神，是指人体生命活动的外在表现，如人的整体形象以及面色、眼神、言语、肢体活动和姿态等。狭义的神，是指人的精神、意识和思维活动。

脏腑学说认为，人的精神、意识和思维活动与五脏有关，而主要属于心的生理功能。

心主藏神的生理功能正常，则表现为精神振奋、神志清晰、思维敏捷、对外界信息反应灵敏和正常。若心不藏神，就会出现精神、意识和思维活动的异常表现，如失眠多梦、神志不宁、谵语、狂乱；或精神萎顿、反应迟钝、昏不识人等。

54. 心藏神与心主血脉有何关系？

心藏神的功能与心主血脉的功能是分不开的。血液是心神活动的物质基础，所以心藏神的功能只有通过心主血脉的功能才能得以实现。心主血脉的功能正常，神志才能清晰、思维才能够敏捷；反之心不能推动血液运行就会出现头晕昏沉、思维迟钝、记忆力减退等心藏神的功能失常的症状。

由于心主血脉，又主神志，起着主宰生命活动的作用，故有"心者，五脏六腑之大主"，"心为君主之官"之说。

心与五体、五官九窍、五液、五志的关系

55. 心与五体、五官九窍、五液、五志的关系是什么？

心与五体的关系是心在体合脉，其华在面；心与五官九窍的关系是心开窍于舌；心与五液的关系是心在液为汗；心与五志的关系是心在志为喜。

56. 什么叫心在体合脉，其华在面？

心在体合脉，是指心与五体中的脉有密切关系。即心的功能状态，可以从脉象中反映出来。这是因为：①心与脉在结构上是相连的；②心具有主血脉的功能，全身的血和脉都是由心所主的。

所以心的功能正常，则脉搏和缓有力、节律均匀；心血不足或心气不足，则脉象细弱无力；若心血瘀阻，则脉象涩或结、代等。

心其华在面，是指心的功能状态，可以从面部的色泽反映出来。由于心主血脉，而面部的血管丰富、皮肤又薄嫩，因而易于观察心主血脉的功能状况。若心的功能正常，则面部红润有泽；若心气不足或心血不足，则面色淡白无华；若心血瘀阻，则面唇青紫。

57. 什么叫心开窍于舌？

心开窍于舌是说心与舌的关系密切，即心的功能状态，可以从舌的色泽上反映出来。其原理是：①心经的经筋和别络，均上系于舌。心之气血可以通过经脉上输于舌；②心主血脉，而舌面上无表皮覆盖（被覆黏膜），且血管丰富，易于观察。舌是发音器官之一，有助于语言的表达。

若心的功能正常，则舌体红润光泽、语言流利；若心阳虚弱，则舌体淡白胖嫩；若心阴亏虚，则舌质红绛、瘦薄；若痰迷心窍，则舌强而语言不利；若心火上炎，则口舌生疮。

58. 什么叫心在液为汗？

心在液为汗是指五液中的汗与心的功能关系密切。汗为津液所化，血与津液同源，津液是血液的重要组成部分，而血又为心所主，故有"汗为心之液"之说。

人在精神紧张或受惊时，往往出汗增多、面红、脉数；心阴不足，可出现盗汗；心气不足、心阳不足，则可出现自汗；心阳暴脱，则可见大汗淋漓。汗出过多，也会损伤心阴和心阳。

59. 什么叫心在志为喜？

心在志为喜，系指在五志中的喜与心的功能有密切关系。这是因为五志皆以五脏精气为物质基础，喜以心血为物质基础。

心的功能正常，能使人保持良好的心境和快乐的情绪；适度的喜志活动，能缓和人的紧张情绪，使人精力充沛、正气充沛、气血畅通，而健康少病。但过喜则会伤心，如过喜使心的功能过亢，则人喜笑不休；如心的功能不及，则人易悲。

小肠的生理功能

60. 小肠的生理功能是什么？

小肠的生理功能是：主受盛和化物；主分别清浊。

61. 什么叫小肠主受盛和化物？

小肠主受盛是指小肠具有接受胃传下来的食糜状态的水谷并贮存一定的时间；主化物是指食糜状态的水谷在小肠中进一步消化的作用。

小肠受盛和化物功能正常，则消化功能正常，大便正常；小肠受盛化物功能失职，可出现腹部胀痛、腹泻等症状。

62. 什么叫小肠主分别清浊？

小肠主分别清浊，是指小肠能将消化后的饮食物分成清、浊两部分，也称分清别浊。"清"，是指水谷精微，经小肠吸收后，通过脾的升清作用上输心肺，化生气血津液。"浊"是指食物糟粕，小肠将其再分成两部分，液体糟粕入膀胱而成尿，固体糟粕传至大肠形成粪便，分别从前后二阴排出体外。

小肠分清别浊功能正常，则水液和固体糟粕各走其道而二便正常；小肠分清别浊功能失常，食物糟粕清浊不分，并走后阴，则出现大便稀薄、小便短少等症状。中医学根据小肠分别清浊的理论，用"利小便以实大便"的方法治疗泄泻，多获良效。

心与小肠的关系

63. 心与小肠在生理上的关系是怎样的？

心与小肠通过经脉互相络属形成表里关系。手少阴心经属心络小肠，手太阳小肠经属小肠络心。心属阴为里，小肠属阳为表。

在生理上，心与小肠的功能相互促进。心之阳气可循经脉下降于小肠，温煦小肠，促进小肠的受盛和化物、分别清浊的功能；小肠吸收精微，化生气血，使心有所主，神得所养。

64. 心与小肠在病理上的关系是怎样的？

由于生理上，心与小肠的功能相互配合，所以病理上，心与小肠的病变也会相互影响。

心火可循经下移小肠，导致小肠实热，灼伤津液，出现小便频数、短赤，灼热疼痛等症状；小肠实热，可循经上熏于心，导致心火上炎，出现心烦，面赤，失眠，舌尖红赤或口舌糜烂等症状。

（二）脾与胃系统

65. 脾与胃系统的组成有哪些？

脾、胃、足太阴脾经、足阳明胃经、肉、唇、口、涎、思等构成脾与胃系统。

脾位于腹腔，横膈之下，在胃的左方，五行属土，脾胃为后天摄取水谷精微的主要脏腑，古人称为"仓廪之官"、"后天之本"，由于水谷精微是化生气血的主要原料，故脾胃又称为"气血生化之源"。

胃是一个呈曲屈的囊状器官，位于膈下，腹腔上部偏左。胃又称胃脘，它分为三部分：胃的上部（包括贲门）称上脘，上接食道；胃的下部（包括幽门）称下脘，下接小肠；上、下脘之间称中脘。

脾的生理功能

66. 脾的生理功能是什么？

脾的生理功能是，脾主运化、主升清和主统血。

67. 什么叫脾主运化？表现在哪些方面？

脾主运化是指脾具有将水谷化为精微，并将精微转输到全身的功能。

脾主运化包括两个方面，即运化水谷和运化水湿。

（1）运化水谷：是指脾具有消化水谷和吸收、输布精微的功能。饮食入胃后，必须依赖于脾的运化功能，才能将水谷转化为精微物质，转输到心肺，布散于全身，从而使各个脏腑、组织、器官得到充足的营养，借以维持正常的生理功能活动。

脾气健运（即运化水谷的功能正常），气血就旺盛，脏腑、形体、官窍得其养，功能就健全；如脾失健运，则水谷运化障碍，可出现腹胀、食少、腹泻、消瘦、四肢无力等症状。

所以古人称脾为"后天之本",脾为"气血生化之源"。

(2) 运化水湿:脾主运化水湿又称运化水液,是指脾具有吸收、输布水液的作用。脾能将津液吸收并转输到全身,并将多余的水液输送到肺、肾和膀胱等脏腑。

如脾气健运,则水液代谢平衡;若脾失健运,则水液代谢障碍,可见痰饮、水肿、腹泻等病变。

68. 什么叫脾主升清?表现在哪些方面?

脾气主升是指脾气的运动特点,以上升为主。具体表现在升精微和举内脏两方面。

(1) 升精微

脾升精微,是指脾气能将水谷精微等营养物质向上输入心肺,通过心肺的作用化生气血津液,营养全身及头目。

如脾能升清,则水谷精微能正常吸收和输布,气血化生充足,机体生命活动就旺盛;若脾气不升,则水谷精微吸收和输布障碍,气血化生不足,可出现神疲乏力,头晕目眩,腹胀,泄泻等症状。

(2) 举内脏

举内脏,是指脾气上升能维持内脏位置的相对恒定,防止内脏下垂。

如脾气虚弱升举无力,可导致某些内脏下垂,如胃下垂、肾下垂、子宫脱垂、直肠脱垂(脱肛)等,临床上在治疗这些内脏下垂的病变时采用补益脾气的方法能收到明显的效果。

69. 什么叫脾主统血?

脾主统血是指脾有控制血液在经脉中运行而不外溢的功能。脾的统血功能是通过气的固摄作用来实现的。脾为气血生化之源,脾气旺则气能摄血。

如脾气健运,则气血充盈,血随气行,血行脉中不外溢;若脾失健运,气血化源不足,则气虚不能摄血,出现各种出血症。脾不统血之出血的特征是:多为肌衄及下部出血,病势缓,血色浅淡质稀,并伴有气虚证的表现。

脾与五体、五官九窍、五液、五志的关系

70. 脾与五体、五官九窍、五液、五志的关系是什么?

脾与五体的关系是脾在体合肉、主四肢,其华在唇;脾与五官九窍的关系是脾开窍于口;脾与五液的关系是脾在液为涎;脾与五志的关系是脾在志为思。

71. 什么叫脾在体合肉、主四肢、其华在唇?

脾在体合肉,主四肢。肉又称肌肉,包括现代解剖学所称的肌肉组织、皮下组织和脂肪。脾在体合肉是指全身的肌肉都要依赖脾运化的水谷精微来营养,脾气健运则肌肉丰满、健壮;四肢肌肉最发达,活动量大,所以说脾主四肢。

脾其华在唇。口唇表面为黏膜,能够清晰反映唇肌肉的血色;脾为气血生化之源,口唇色泽能很好地体现脾胃功能状态和全身的营养状态,所以说脾其华在唇。

如脾气健运,则四肢肌肉丰满、壮实有力、活动轻健,口唇红润有泽;若脾失健运,则四肢倦怠、肌肉消瘦或痿废不用、口唇淡白无华。

72. 什么叫脾开窍于口?

脾开窍于口,是说脾的运化功能好坏可从饮食口味上反映出来。口腔是进食、辨味、泌涎和磨食等的官窍。若脾气健运,则食欲和口味正常;若脾失健运,则可出现食欲不振、口淡乏味;湿邪困脾可见口甜而黏等症状。

73. 什么叫脾在液为涎？

脾在液为涎是说涎的量和质可反映脾的功能。涎是较清稀的口中津液，有滋润口腔、湿润食物和助饮食消化作用。

若脾气健运，则涎分泌适度，不溢于口腔之外；若脾胃阴虚，则涎分泌量少，而见涎少口干、吞咽不利、饥不欲食的现象；若脾胃湿热，则可出现口中黏涎；脾胃不和，则可出现涎多流涎等症状。

74. 什么叫脾在志为思？

思是指思考、思虑。脾在志为思是指脾与五志中的思有密切关系。思虽为脾之志，但思发于脾而成于心，亦与心主神志的功能有关。正常的思考对人体的生理活动无不良影响，但思虑过度，所思不遂，则可致脾气滞结，运化失常，而见不思饮食，脘腹胀满等症状。

胃的生理功能

75. 胃的生理功能是什么？

胃的生理功能是主受纳和腐熟水谷；主通降。

76. 什么叫胃主受纳和腐熟水谷？

胃主受纳和腐熟水谷是指胃具有接受和容纳饮食物，并将饮食物进行初步消化形成食糜的作用。饮食物经口咀嚼后，由食道、贲门而入胃，由胃接受和容纳，所以胃又有"太仓"和"水谷之海"之称。饮食物进入胃中，经胃气和胃津的初步消化，腐熟而形成食糜。

胃受纳、腐熟水谷的功能正常，则消化吸收功能正常。如胃气虚弱，则受纳和腐熟功能减弱，可见少食纳呆、食后脘胀、大便稀溏等症状；如饮食停滞胃脘，则可见嗳气酸腐、脘腹胀痛等症；如胃火亢盛，则腐熟功能亢进，出现消谷善饥、胃中嘈杂等症。

77. 什么叫胃主通降？

胃主通降是指胃将腐熟后的食糜下传小肠，并促进糟粕下传大肠的作用。饮食物入胃，经胃的腐熟后，必须将食糜下传小肠，在小肠进一步消化。食糜向小肠的通降，又促进了糟粕下传大肠和粪便排出体外，因此，胃主通降作用还包括小肠、大肠的作用。

胃的通降功能又称为"胃主降浊"，它是相对于脾主升清的功能而言的，只有二者平衡协调，才能摄其所需，排其所弃。所以中医学有"胃以降为顺"、"胃以降为和"的说法。如胃通降功能正常，则食欲正常、大便通畅；胃失和降，则会出现恶心，呕吐，嗳气，呃逆，厌食，大便不通等症。

脾与胃的关系

78. 脾与胃在生理上的关系是怎样的？

脾与胃通过经脉互相络属形成表里关系。足太阴脾经属脾络胃，足阳明胃经属胃络脾。脾属阴为里，胃属阳为表。

在生理上，脾与胃的功能互相促进，主要表现在以下三方面。

（1）脾运胃纳，相辅相成

胃主受纳和腐熟水谷，脾主运化水谷，共同完成水谷的摄取、消化、精微的吸收和转输。脾与胃相互配合，人才能不断的摄取饮食物，补充营养，化生气血，以营养全身。

（2）脾升胃降，相反相成

脾主升清，精微得以上升于肺，输布全身，并促进浊气下降；胃主降浊，胃降才能把受纳腐熟的水谷下传至肠，肠中糟粕得以下传排出体外，并促进清气上升。

（3）一燥一湿，燥湿相济

脾为阴脏，喜燥而恶湿；胃为阳腑，喜润而恶燥。脾运化水液，胃才得津以润；胃得津润，胃气才得以降；水津降脾才得以运化水液以燥湿。

79. 脾与胃在病理上的关系是怎样的？

由于脾胃在生理功能上的相互联系，所以在病理上，疾病也可以通过经脉表里相传，主要表现在以下两方面。

（1）纳运失调

脾不能运化则胃不能纳食，出现食少纳呆等症状；同样，胃不能腐熟也会影响脾的运化，出现腹胀，便溏，泄泻等症。

（2）脾胃升降失调

脾不升清，可导致胃不降浊，在出现眩晕、泄泻等症状的同时，可出现恶心呕吐、脘腹胀满等症状；反之胃气不降也会影响脾的升清。

（三）肝与胆系统

80. 肝与胆系统的组成有哪些？

肝、胆、足厥阴肝经、足少阳胆经、筋、爪、目、泪、怒等构成肝与胆系统。

肝位于腹部，横膈之下，右胁之内，肝在五行属木，具有主升主动的生理特点。肝为刚脏，其气易亢易逆，古人喻之为"将军之官"。

胆附于肝，也在右胁，是一个囊状的器官，内贮胆汁。胆汁味苦色黄绿，为肝之精气所化生，故被称为"精汁"，由于胆内藏精汁，故又称"中精之府"。

肝的生理功能

81. 肝的生理功能是什么？

肝的生理功能是：肝主疏泄，肝主藏血。

82. 什么叫肝主疏泄？

肝主疏泄是指肝具有疏通、畅达全身气机的功能。

如肝疏泄功能正常，则全身气机调畅，各脏腑功能正常；若肝疏泄不及，则气机郁滞，出现胸胁、乳房、少腹、前阴等部位胀闷不适、走窜作痛等症状；若肝疏泄太过，肝气上逆，血随气涌，则出现头目胀痛，面红目赤等，甚至出现吐血、咯血，昏厥等症状。

83. 肝主疏泄对人体影响主要在哪些方面？

调畅气机是肝主疏泄功能的主要体现，而气机调畅与否又影响着人体的情志活动、脾胃功能、血和津液运行。

（1）对情志活动的影响

情志活动正常需依赖于气机的调畅，所以人的精神情志活动，虽然由心所主，但与肝的疏泄功能关系密切。

肝疏泄正常则气机调畅，气血和调，心情就愉悦而舒畅，表现为性格开朗、心态平和；如肝疏泄不及，肝气郁结，气血郁滞，则情志抑郁，可出现闷闷不乐，多疑善虑等症状；若肝疏泄太过，肝气亢而上逆，气血逆乱，则情志亢奋，而见急躁易怒等症状。

（2）对脾胃功能的影响

肝主疏泄，气机调畅可促进脾主升清和胃主降浊的正常，使脾胃的纳运功能正常进行。肝的疏泄功能还可促进胆汁的生成和排泄。胆汁具有促进消化的作用。

肝疏泄功能正常，则脾气能升，胃气能降，胆汁也正常排泄。如肝疏泄功能失常，脾气不升，可出现眩晕、泄泻等症；胃气不降，则可出现呕吐、呃逆、嗳气、腹胀、便秘等症；如胆汁排泄受阻，则可见胁下胀痛、口苦、黄疸等症状。

（3）对血和津液运行的影响

血的运行和津液的输布均依赖于气的推动和温煦。肝的疏泄功能正常，气机畅通，血液的运行和津液的输布也因之而畅通无阻。

如肝气能正常疏泄，气血津液运行就通畅。如肝失疏泄，气机郁滞，久则气滞血瘀，可见局部刺痛、舌有瘀点或瘀斑，甚或形成癥瘕积聚、月经不调等症；肝失疏泄，气机郁滞，气不行水，水液内停，而见痰饮、水肿等症。

84. 什么叫肝主藏血？

肝主藏血是指肝有贮藏血液和调节血量的功能。

（1）肝有贮藏血液的功能

血液生成后，一部分通过心、脉运行全身，所剩余部分藏于肝备用。

（2）肝有调节血量功能

肝按照人体各部位生理需要进行血量调节。当人体活动剧烈，如运动或劳动时，四肢的血液需要量增加，肝就将所藏之血输向四肢；当人学习、用脑思考时血液就集中在大脑；当饱餐后血液就集中在胃肠；当人体安静休息时，血液需要量减少，肝就将多余的血贮藏于肝以作贮备。

肝藏血功能正常，则肝的阴阳平衡协调，血液能濡养身体各部。若肝藏血功能失常，可致身体各部血液濡养不足，出现两目干涩、视物昏花或夜盲、筋脉拘急、肢体麻木、妇女月经量少或经闭等症状；肝藏血功能失常，还会出现呕血、咳血、衄血等出血症状，妇女可出现月经量多、崩漏等症状。

肝与五体、五官九窍、五液、五志的关系

85. 肝与五体、五官九窍、五液、五志的关系是什么？

肝与五体的关系是肝在体合筋、其华在爪；肝与五官九窍的关系是肝开窍于目；肝与五液的关系是肝在液为泪；肝与五志的关系是肝在志为怒。

86. 什么叫肝在体合筋？

筋，是附着于骨而聚于关节，联结肌肉、骨骼、关节，专司运动的组织，包括现代解剖学的肌腱和韧带等。躯体的屈伸和转侧，肢体关节的运动，均依赖于筋和肌肉的收缩和舒张。筋主司运动的功能有赖于肝血的滋养，故称肝在体合筋。

如肝血充足，则筋得濡养，舒缩自如，躯体关节运动自如、灵活有力且能耐受疲劳；若肝血不足，则筋失所养，可出现关节筋脉拘急、屈伸不利、抽搐、震颤，肢体麻木等症状。

87. 什么叫肝开窍于目？

五脏六腑的精气都能上注于眼睛，因此五脏六腑均与目有内在的联系，但肝与眼睛的关系最为密切，因为肝的经脉与目系相连，肝血通过肝经上注于目。目的视觉功能主要依赖肝血的滋养。

如肝血充足则视物清楚、视力正常；肝血不足，目失滋养，则两目干涩，视力减退；肝火上炎，熏灼于目则目赤肿痛、目睛生翳；肝胆湿热可见两目发黄；肝风内动可见两目斜视、上视。临床上许多目疾从肝治疗，往往可收到显著的疗效。

88. 为什么说肝其华在爪？

爪又称爪甲，包括人体的指甲和趾甲。肝其华在爪，是指爪甲的荣枯，可以反映肝的功

能状态。爪乃筋之外延，所以称"爪为筋之余"。爪与筋的营养来源相同，均依赖于肝血的滋养。如肝血充足，爪甲得养，则外形略呈弧形、坚韧光滑、红润有泽。若肝血不足，爪甲失养，则出现爪甲软薄粗糙、色白无华，甚至变形、脆裂等。

89. 什么叫肝在液为泪？

肝在液为泪指肝开窍于目，泪从目出，故泪为肝之液。肝的功能正常，则泪液的分泌量适中，目中润泽而泪不外溢。当异物侵入目中，泪液即可大量分泌，起到清洁目和清除异物的作用。

病理情况下可见泪液分泌异常，如肝阴不足，常见泪液分泌减少，两目干涩；肝经湿热可见目眵增多；肝经风热可见目赤而迎风流泪等。

90. 什么叫肝在志为怒？

怒是由于不良的精神刺激所产生的愤怒情绪，可使肝的疏泄失常，大怒可导致肝的阳气升发太过而血随气逆，出现头痛，呕血，甚则突然昏迷等症状。如肝的阴血不足，肝的阳气升发太过，则人容易发怒。所以说"怒为肝之志"，"肝在志为怒"。

胆的生理功能

91. 胆的生理功能是什么？

胆的生理功能是胆主贮藏和排泄胆汁，胆主决断。

92. 什么叫胆主贮藏和排泄胆汁？

胆贮藏和排泄胆汁是指肝分泌胆汁，由胆汇集浓缩、贮存，需要时通过胆管排泄于小肠以助饮食物的消化。

胆汁贮存和排泄正常，则饮食可正常运化；如胆汁排泄受阻而不畅，就影响饮食物的消化，可出现胁下胀痛、食欲减退、厌食、腹胀便稀、呕吐黄绿水等症状；若肝胆湿热，胆汁上溢则见口苦；胆汁外溢浸渍肌肤，则可出现黄疸等症。

93. 什么叫胆主决断？

胆主决断是指胆与人的判断能力、决策魄力密切相关。胆主决断的功能，关系到人个性特征的勇怯和助正抗邪的强弱能力。

如胆气充盛，则能协助心准确判断事物和做出决定，表现为自我意识和言行上的准确和果敢；还能抵御和消除惊恐等精神刺激的不良影响。若胆气虚弱，则表现为言行怯懦，处事优柔寡断；若胆热痰扰，则可出现心悸失眠、遇事易惊、多梦等症。需要说明的是，这里的胆，与解剖学的胆不是一回事。

肝与胆的关系

94. 肝与胆在生理上的关系是怎样的？

肝与胆通过经脉互相络属形成表里关系。足厥阴肝经属肝络胆，足少阳胆经属胆络肝。肝属阴为里，胆属阳为表。

在生理上，肝与胆的功能相互促进。肝的疏泄，有利于胆汁的生成与排泄；胆汁的排泄，也有利于肝的疏泄。

95. 肝与胆在病理上的关系是怎样的？

由于生理上肝与胆功能密切配合，所以病理上肝与胆的病变也会相互影响，疾病可以通过经脉表里相传。如肝失疏泄，则胆汁的生成与排泄不利；同样，胆汁的排泄异常，也可影响肝的疏泄。所以，临床上常见肝胆火旺、肝胆湿热等肝胆同病的病变，治疗时肝胆病常同治，在药物的作用上，疏肝药常有利胆的作用，泻肝火的药也能泻胆火。

（四）肺与大肠系统

96. 肺与大肠系统的组成有哪些？

肺、大肠、手太阴肺经、手阳明大肠经、皮毛、鼻、涕、忧等构成肺与大肠系统。

肺与心同居胸腔，近于君，犹如宰辅，古人称之为"相傅之官"。肺在横膈之上，在诸脏腑中，位置最高，故肺又称为"华盖"。

大肠是一个管状器官，位于腹腔，其上口通过阑门与小肠相连，其下端为后阴（肛门）。

肺的生理功能

97. 肺的生理功能是什么？

肺的生理功能是：肺主气，肺主宣发，肺主肃降，肺主通调水道，肺朝百脉。

98. 什么叫肺主气？它包括哪些方面？

肺主气包括主呼吸之气和主一身之气。

（1）肺主呼吸之气

肺为司呼吸运动的器官。肺主呼吸之气是指肺是体内外气体交换的场所。通过肺的呼吸，吸入自然界的清气，呼出体内浊气，吸清排浊以维持体内外气体交换正常进行。通过肺的呼吸，实现了不断地吸清呼浊，吐故纳新，直接影响着气的生成，调节着气的升降出入运动，从而保证了人体新陈代谢的正常进行。

肺的主呼吸功能正常，则气道通畅，呼吸平稳均匀；如邪气犯肺，影响肺呼吸功能，则可见咳嗽、喘促、胸闷、呼吸不利等症。

（2）肺主一身之气

肺主一身之气是指全身各脏腑之气都归肺主管。肺主一身之气包括气的生成和气机的调节两方面。

气的生成方面：人体一身之气的生成，特别是宗气的生成，与肺有密切关系。肺吸入的自然界清气和脾胃化生的水谷精微，是生成气（特别是宗气）的主要来源。因此，肺呼吸功能正常与否，不仅影响宗气的生成，也影响着全身之气的生成。所以，肺气虚不仅会出现呼吸功能减弱，而且也直接影响着一身之气，出现少气懒言、声音低弱、倦怠乏力等症。

调节全身气机方面：气机，是指气的运动变化，升、降、出、入是气运动的基本形式。肺的呼吸运动，即是气的升、降、出、入运动的具体表现形式。肺有节律的一呼一吸，对全身之气的升降出入运动起着重要的调节作用。

肺主一身之气的功能正常，各脏腑之气才能旺盛。反之，肺主一身之气的功能失常，会影响宗气的生成和全身之气的升降出入运动。

99. 什么叫肺主宣发？它体现在哪些方面？

肺主宣发是指肺气具有向上、向外的升宣和布散的功能。肺主宣发包括宣发浊气、宣发水谷精微和津液、宣发卫气三方面的含义。

（1）宣发浊气

体内新陈代谢过程中所产生的浊气，通过血液的运载经肺的呼气功能排出体外。

（2）宣发水谷精微和津液

肺可将脾胃运化的水谷精微和津液，向上、向外布散于周身及体表。

（3）宣发卫气

肺将卫气宣发至体表肌肤，以发挥卫气温煦、防御和调节汗孔开合的作用。

肺主宣发的功能正常，肺主呼吸的功能才能正常，才可顺利呼出体内浊气，保证呼吸均匀；宣发正常，津液、精微布散于周身及体表，则皮毛润泽；卫气布散于肌表，腠理致密，则邪气不易入侵，人体不易感受外邪。

病理情况下，肺气失宣，浊气不能顺利呼出，可见胸闷、憋气、气促、咳喘等症；精微和津液不能布达周身及体表，可见皮毛枯槁、憔悴、痰饮、水肿等症；卫气不能布达肌表，腠理开合失常，可见自汗、易感冒或无汗等症状。

100. 什么叫肺主肃降？它体现在哪些方面？

肺主肃降是指肺具有向下通降和肃清呼吸道异物的功能。肺主肃降主要包括布散精微和津液、吸入清气、清除异物和病邪三个方面。

（1）布散精微和津液

肺在脏腑中，位置最高，肺可将水谷精微和津液向下布散，并将代谢后的津液降至肾化为尿液下输膀胱。

（2）吸入清气

通过肺的肃降吸入自然界的清气，并向下布散，由肾来摄纳。

（3）清除异物和病邪

肺可将呼吸道的异物和病邪清除，保持呼吸道的清洁和无邪状态。

肺的肃降功能正常，精微、津液四布各脏腑器官，以保证其功能正常；清气吸入并摄纳于肾，则呼吸均匀并有一定深度；呼吸道清洁无邪，则肺部少病。

肺的肃降功能失常，精微和水液不能布散，代谢后的水液不能化为尿液，排出体外，可见水肿、痰饮、小便不利等症；肺气不降，清气不能下降于肾，可见呼吸表浅、气促等症；肺内异物和病邪不能清除，可引起咳嗽、气喘等多种疾病。

肺的宣发和肃降是相反相成的矛盾运动的两个方面。在正常的生理情况下，肺的宣发和肃降功能相互依存、相互制约。如肺的宣发功能失常，则肺的肃降功能也就不能正常，反之亦然。病理情况下，若宣发和肃降的功能失去平衡，就会发生肺失宣发或肺失肃降的病变。

101. 什么叫肺主通调水道？它体现在哪些方面？

肺主通调水道是指肺的宣发、肃降具有疏通和调节体内水液的输布、运行和排泄的功能。通调水道主要体现在以下两方面。

（1）调节疏通上部、外部的水道

肺通过宣发作用，将津液向上和向外布散于周身及体表，并通过宣发卫气，使一部分代谢后的水液转化为汗液，经汗孔排出体外。

（2）促进水液下行

肺通过肃降作用，将津液向下输布于各脏腑器官以滋润、营养，一部分代谢后的水液经过肾和膀胱的气化作用生成尿液，排出体外。由于肺的这一水液代谢功能，故有"肺主行水"之说；又由于肺居上焦，所以又有"肺为水之上源"的说法。

如肺的宣发、肃降功能正常，水道通畅，人体各脏腑组织器官，得到津液的滋润、营养，汗液、尿液的排泄也正常；若肺失宣降，则津液不布，水液停聚体内，可见汗、尿排泄异常，且还会发为水肿，痰饮等病证。

102. 什么叫肺朝百脉？

肺朝百脉，是指全身的血液都通过百脉汇集于肺，经肺的呼吸，进行体内外清浊之气的交换，吸入的清气与水谷精微之气在胸中相结合成为宗气，宗气灌注心脉成为心气，推动富有清气的血液通过百脉输送到全身。由于肺司呼吸，呼吸的深度直接影响心血的搏出量。所以血液的正常运行离不开肺的参与。肺气虚会导致心气不足，不能推动血液正常运行，而见气短、乏力、胸闷、心悸、舌淡紫、脉沉细虚弱或结代等。

肺与五体、五官九窍、五液、五志的关系

103. 肺与五体、五官九窍、五液、五志的关系是什么？

肺与五体的关系是肺在体合皮，其华在毛；肺与五官九窍的关系是肺开窍于鼻；肺与五志的关系是肺在志为忧；肺与五液的关系是肺在液为涕。

104. 什么叫肺在体合皮，其华在毛？

肺在体合皮、其华在毛是指五体中皮及毛的功能和荣枯与肺的功能有密切关系。皮毛包括人体的皮肤、汗孔和毫毛。皮肤覆盖在身体表面，是抵御外邪的屏障，具有防止外邪入侵、排汗、调节体温和辅助肺的呼吸的作用。肺与皮毛的关系，主要体现在以下三方面。

（1）肺输精于皮毛

肺的宣发能将水谷精微、津液、卫气布散于体表，温润皮毛，使皮毛具有正常的防御外邪的功能。

（2）皮肤有助肺呼吸的功能

汗孔又称"气门"或"玄府"，汗孔的开合有辅助肺呼吸的功能。

（3）皮肤汗孔的排汗可以调节体温，与肺的宣发密切相关

人的体温在正常情况下恒定，是因为人的产热与散热达到平衡状态，靠肺的宣发将水液输于皮肤，化为汗液而排出体外，通过排汗来散热调节体温，而使人在气候炎热、衣被厚、运动或活动量大产热多时，不至于发热。

肺的功能正常，则腠理致密，毫毛润泽，体温正常，人体健康少病；如肺气虚弱，宣发失常，则腠理疏松，可见毫毛枯槁，自汗，发热，易感冒等症状；若寒邪袭表，宣发失常，汗孔闭塞而影响肺呼吸功能，则见无汗而喘等症。

105. 什么叫肺开窍于鼻、喉为肺之门户？

肺开窍于鼻是指鼻的通气、嗅觉、助发音的功能与肺密切相关。鼻是肺系的组成部分，是呼吸道的最外层器官。若肺气和，则呼吸通利，嗅觉灵敏；如肺有病变，则可见鼻塞流涕，嗅觉失灵等症状。外邪侵袭，也多从口鼻而入肺。

喉既是发音的器官，又是气管的上口，是清浊之气出入肺的必经之地，所以称"喉为肺之门户"。其功能正常亦有赖肺的宣降，所以肺的病变亦常反映于喉，而见喉痒、喑哑等。外邪侵袭，也多从鼻喉而入侵于肺。

106. 什么叫肺在液为涕？

涕是鼻内分泌的无色透明津液，有滋润鼻窍的作用。肺功能正常，则涕的分泌量适宜，鼻腔润泽而涕不外流；如邪气犯肺，涕的色量质均可改变。如风寒犯肺，涕质清稀色白；风热袭肺，涕质稠色黄；燥邪犯肺，鼻腔干燥无涕，所以根据涕的色量质的不同变化，可判断肺功能是否正常和致病邪气的性质。

107. 什么叫肺在志为悲（忧）？

悲、忧均是不良刺激所产生的消极的情绪活动，悲是悲伤，忧是忧愁。悲和忧的含义略有区别，悲是对已经出现的不幸而产生的悲伤、痛苦的情绪活动；忧是对可能会发生的不幸产生的忧虑、担心的情绪活动。但对人体生理活动的影响基本上相同。所以有"肺在志为悲"之说，也有"肺在志为忧"之说。如肺的功能失职，则对外界非良性刺激的反应耐受性

降低，极易产生悲伤和忧愁的情绪活动；悲和忧的情绪活动也容易影响肺的主气功能，使肺气生成不足，所以悲（忧）过度最易损伤肺气，而出现胸闷、气短等症。

大肠的生理功能

108. 大肠的生理功能是什么？

大肠的生理功能是传导糟粕。大肠接受小肠传下的食物残渣，吸收其中的部分水分变成粪便排出体外。

如大肠传导功能正常，则大便通畅，干湿适中；若大肠虚寒，无力吸收水分，则会出现肠鸣、腹痛、泄泻等症状；大肠实热，肠道失润，则会出现大便干燥、排出困难等症状。

肺与大肠的关系

109. 肺与大肠在生理上的关系是怎样的？

手太阴肺经属肺络大肠，手阳明大肠经属大肠络肺。肺与大肠是通过经脉互相络属而构成表里关系。肺为脏属阴主里，大肠为腑属阳主表。

生理上，肺气的肃降，使津液下行滋润大肠，有利于促进大肠排泄糟粕。大肠的传化糟粕，也有利于肺气的肃降，使呼吸均匀而保持一定的深度。所以肺与大肠的功能是互相促进的。

110. 肺与大肠在病理上的关系是怎样的？

在病理上，肺与大肠的疾病可以通过经脉表里相传。如肺气虚，失于肃降或肺热伤津，则津液不能下行，大肠失润，可出现大便不通的病变；若大肠实热，腑气不通，也会影响肺气的肃降，而见胸闷，咳喘等症。

（五）肾与膀胱系统

111. 肾与膀胱系统的组成有哪些？

肾、膀胱、足少阴肾经、足太阳膀胱经、骨、齿、发、耳、二阴等构成肾与膀胱系统。

肾形如豇豆，位于腰部脊柱两侧，左右各一，故有"腰为肾之府"之说，肾在五行中属水。肾是人体脏腑阴阳的根本，生命和精力的源泉，古人称之为"先天之本"、"作强之官"。

膀胱，是一个囊状器官，位于小腹中央，上部有输尿管与肾脏相通，其下有尿道，开口于前阴。

肾的生理功能

112. 肾的生理功能是什么？

肾有主藏精，主水，主纳气等生理功能。

113. 什么叫肾主藏精？

肾主藏精，是指肾具有贮存、封藏人体精气的作用。

114. 什么是精？什么是先天之精和后天之精？

精，又称精气，是构成人体和维持人体生命活动的基本物质。精是生命之源，是脏腑形体官窍功能活动的物质基础。

精按来源可分为先天之精和后天之精。

（1）先天之精

先天之精指来源于父母的生殖之精，是禀受于父母的生命的遗传物质，是构成人体胚胎发育的原始物质，它与生俱来，藏于肾中。出生之前，是构成胚胎的物质；出生之后，是人体生长发育和生殖的物质基础。

（2）后天之精

后天之精指来源于脾胃运化的水谷精微，以及脏腑的功能活动所化生的精气供人体各种生理功能利用后的剩余部分，输送到肾中，与先天之精合藏于肾。先天之精与后天之精紧密结合，共同组成肾中精气，通过三焦运送到全身以发挥其促进人体的生长发育和生殖的功能。

肾精与肾气是同一种物质的两种存在状态。肾精是有形的，肾气是无形的，肾精散则化为肾气，肾气聚则化为肾精，二者处在不断相互转化的动态平衡中。

115. 肾精的作用是什么？

肾中精气的生理作用，主要体现在以下几方面。

（1）促进人体的生长发育和生殖机能成熟

人的生长、发育、成熟、衰老以至死亡，与肾中精气的盛衰密切相关。肾中精气是决定人体生长发育的根本；齿、骨、发和生殖能力就是判断肾中精气从渐盛到衰老的外在表现。当肾中精气不足时，小儿则生长发育迟缓；青年则性器官成熟推迟；中年人则性机能减退出现不孕、不育或早衰；老年人则衰老更加迅速。所以，填精补肾，是治疗生长发育迟缓、不孕、不育、早衰、延缓衰老的主要方法。

（2）调节人体的阴阳平衡

肾阴和肾阳，是指肾中精气的生理作用两种不同的表现形式。肾阴又称真阴、元阴、肾水、命门之水，是人体阴液的根本，是肾中精气中对人体各脏腑器官起滋养、濡润作用的部分；肾阳又称真阳、元阳、肾火、命门之火，是人体阳气的根本，是肾中精气中对人体各脏腑器官起推动、温煦、固摄、防御和气化作用的部分。所以肾阴和肾阳是人一身阴阳的根本，在生理状态下，二者相互依存、相互为用、相互制约，维持着人整体的阴阳平衡。

如果肾中精气不足，人体常会出现肾阴虚或肾阳虚的阴阳失调状态。肾阴虚，阴不制阳，产生虚热之象，表现为潮热盗汗、五心烦热、腰膝酸痛、遗精早泄、眩晕、耳鸣、五心烦热、口咽干燥、舌红少苔、脉细数等症状；肾阳虚，阳不制阴，产生虚寒之象，表现为畏寒肢冷、腰膝冷痛、性机能减退、不孕不育、面色苍白、精神痿靡、反应迟钝、舌淡胖、脉沉迟等症。

由于肾阴和肾阳对人体全身脏腑器官起重要的作用，它是一身阴阳的根本，所以肾阴或肾阳亏损，就会影响到其他脏腑的阴阳虚衰；反之，某一脏腑阴阳的虚衰，日久必然会引起肾阴或肾阳的亏损；又由于阴阳互根，所以肾阴虚损到一定程度会导致肾阳也虚，反之肾阳虚损到一定程度会导致肾阴也虚，即形成肾的阴阳两虚。

116. 什么叫肾主水？肾主水主要体现在哪些方面？

肾主水是指肾具有主管人体水液的输布、排泄，维持体内水液代谢平衡的作用。肾主水的功能主要体现在两个方面。

（1）肾对水液代谢的主宰作用

人体的水液代谢，虽然是在肺、脾、肾、胃、大肠、小肠、三焦、膀胱等多脏腑的共同作用下完成的，但肾起主宰作用。各脏腑的功能必须在肾的阴阳协调平衡状态下，才能功能正常地参与水液代谢，肾阴、肾阳是各脏腑阴阳的根本，肾对各脏腑的温煦、推动和滋养、濡润作用，促进各脏腑的功能活动，主管和调节着人体水液代谢的各个环节。

（2）肾主管尿液生成和排泄

正常的生理情况下，水液通过胃的摄入、脾的运化输布、肺的宣散肃降，将各脏腑形体官窍代谢后产生的浊液（废水），通过三焦水道下输于肾，在肾阳的蒸腾气化作用下，分为清浊两部分：清者通过三焦上腾于肺，重新参与水液代谢；浊者化为尿液进入膀胱，在肾与膀胱之气的推动下排出体外。

肾主水功能正常，则水液代谢平衡，尿量正常，无少尿、水肿。肾主水功能失调，开合失常，当肾的气化开多合少时，可出现尿多、尿频、小便清长；当肾的气化合多开少时，即可见尿少、水肿等症状。

117. 什么叫肾主纳气？

肾主纳气，是指肾有摄纳肺吸入之清气并保持一定深度，防止呼吸浅表的作用。肾主纳气，对人体的呼吸运动具有重要意义。人体的呼吸，虽为肺所主，但吸入之气，必须下归于肾，由肾气为之摄纳，呼吸才能具有一定的深度。正常的呼吸是肺肾两脏相互协调的结果，所以说"肺为气之主，肾为气之根"。肾的纳气功能，实际上是肾的封藏作用在呼吸运动中的体现。

若肾中精气充足，摄纳正常，则肺的呼吸均匀，有一定的深度。若肾气亏虚，摄纳无权，吸入之气不能归纳于肾，就会出现呼多吸少、动则喘甚等肾不纳气的症状。

肾与五体、五官九窍、五液、五志的关系

118. 肾与五体、五官九窍、五液、五志的关系是什么？

肾与五体的关系是肾在体合骨，其华在发；肾与五官九窍的关系是开窍于耳及前后二阴；肾与五液的关系是肾在液为唾；肾与五志的关系是肾在志为恐。

119. 什么叫肾在体合骨？

肾在体合骨，是指肾与五体中的骨有密切关系，肾精能化生骨髓，髓居骨内，有滋养骨骼的功能。骨骼构成人体的支架，具有支撑人体、保护内脏和进行运动的作用。因骨髓是肾精化生而成，所以，肾精具有促进骨骼的生长、发育和修复骨折的作用。

如果肾精充足，则骨髓充盈，骨骼得到骨髓的滋养，肢体活动轻劲有力。如果肾精虚少，骨髓空虚，在小儿就会出现囟门迟闭、骨软无力；在成人就会出现腰膝酸痛，骨质脆弱，易于骨折，骨折后不易愈合等症。

齿是骨之外延，故有"齿为骨之余"和"齿为肾之标"之说。骨与齿的营养同出一源，均有赖于肾精的充养。若肾精充足，则牙齿坚固有力而不易脱落；肾精不足，则牙齿易于松动，咀嚼无力，甚至脱落。根据"肾在体合骨"的理论，所以临床常用补益肾精的方法治疗以上骨骼及牙齿病变。

120. 什么叫肾其华在发？

肾其华在发是指头发的生长、脱落和荣枯是肾中精气盛衰的反映。头发之营养来源有二：一是精，头发的生长根源于肾，与禀赋有关，肾藏精，肾精能滋养头发，所以说："肾其华在发"；二是血，头发的滋养有赖于血，故有"发为血之余"之称。

发的生长状态，是肾中精气盛衰的反映。青壮年时，肾中精气充足，精血充沛，则毛发光泽黑润；老年人肾中精气不足，精血衰微，毛发花白，枯槁无泽而易脱落，这是正常的生理现象。但因久病或早衰出现头发稀疏、枯槁、早白者，则与肾精不足和血虚有关。

121. 什么叫肾开窍于耳？

耳是听觉器官，耳的听力与肾中精气的盈亏有密切关系，故说肾开窍于耳。肾中精气充足，上濡于耳，则听觉敏锐；老年或早衰肾中精气亏虚时，可见听力减退，或见耳鸣，重听

甚则耳聋。

122. 什么叫肾开窍于前后二阴？

前阴是指男女尿道口和外生殖器的总称，是排尿与男子排精、女子排出月经、娩出胎儿的器官。肾与前阴的关系，主要体现在排尿和生殖两方面。肾中精气化生的"天癸"，能促进前阴器官的发育和功能发挥。肾中精气充足，则排尿和生殖功能正常。若肾中精气虚衰，一方面可导致膀胱气化失职，出现小便不利、尿少、尿频、余沥不尽和水肿等症状；另一方面可导致生殖功能异常，出现阳痿、早泄、月经不调以及不孕不育等症。

后阴即肛门，是排出粪便的器官。肾与后阴的关系，主要体现在排泄大便方面。大便的排泄，有赖于肾中阴液对肠道的濡润作用及肾阳的推动、温煦。肾中精气充盈，则大便通畅。如肾阴不足，则肠道失润，可出现大便干结、便秘等症；如肾阳不足，则可出现五更泻、久泻滑脱或冷秘等症。

123. 什么叫肾在液为唾？

唾是口中津液较稠厚的部分，有滋润口腔和湿润食物以助消化的作用。肾之阴液，通过足少阴肾经，由肾达舌下之金津和玉液二穴，分泌出唾，故说肾在液为唾。在气功功法中，多主张舌抵上腭，待唾盈满，然后徐徐咽下，认为这样可滋养肾中精气。反之久唾或多唾易损伤肾精。

124. 什么叫肾在志为恐（惊）？

肾在志为恐（惊）是指五志中的恐（惊）与肾的关系密切。惊恐是自感畏惧和害怕的精神状态。恐与惊相似，但惊为事前不自知，恐为事前自知。是人们对外界事物惧怕的一种情绪状态，是由不良的刺激所产生的情绪活动。惊恐过度，可伤及肾气，引起肾气不固，出现大小便失禁症状；引起肾不主骨，见两腿软弱无力，不能站立。恐也与心主神志有关，故因恐导致的病证也常见神志失常的症状。

膀胱的生理功能

125. 膀胱的生理功能是什么？

膀胱的生理功能是贮尿和排尿。

在人体的水液代谢过程中，含有浊物的、多余的水液经肾阳的气化功能生成尿液，下输膀胱，尿液在膀胱贮存一定量时即可及时自主地排出体外。故膀胱病变可出现尿痛、尿涩、尿少、甚至癃闭或尿频、遗尿、尿失禁。

肾与膀胱的关系

126. 肾与膀胱在生理上的关系是怎样的？

肾与膀胱通过经脉互相络属形成表里关系。足少阴肾经属肾络膀胱，足太阳膀胱经属膀胱络肾。肾属阴为里，膀胱属阳为表。

在生理上，肾与膀胱的功能相互促进。尿的生成以及膀胱的贮尿和排尿，有赖于肾中精气的蒸腾气化。肾中精气充足，固摄和推动等功能正常，则膀胱开合有度，尿液排泄贮存自如，不但能使膀胱贮存尿液而不泄，而且使其贮存到一定的程度时得以及时排除出体外。

127. 肾与膀胱在病理上的关系是怎样的？

由于肾与膀胱在生理上密切相关，所以病理上，肾与膀胱疾病也可以通过经脉表里相传。如肾中精气不足，固摄无权，则可导致膀胱失约，出现尿频、遗尿、尿失禁等症状；若肾中精气不足，推动无力，或膀胱开合失常，则可导致水液不化，出现水肿、小便不利、尿少、癃闭等症状。

（六）心包与三焦系统

128. 心包与三焦系统是怎样构成的？

心包、手厥阴心包经、三焦、手少阳三焦经等构成心包与三焦系统。

129. 什么是心包？它有什么功能？

心包，又称心包络。它是心脏外面的包膜，故有保护心脏，代心受邪的作用。脏腑学说认为，心为君主之官，邪不能犯。所以外邪侵袭于心时，常首先侵犯心包络。实际上，心包络受邪，与心主神志功能失常的临床表现是一致的。所以心与心包神志失常的疾病在辨证论治上，没有多大区别。如在外感热病中，温热之邪内陷，出现高热神昏、谵语妄言等火扰心神的病变称为"热入心包"证；由痰浊引起的神志异常，表现为神志模糊、意识障碍等心神紊乱的病变，称为"痰浊蒙蔽心包"证。在治疗上也与心病大体相同。

130. 三焦究竟是指什么？

中医学的"三焦"概念包含两方面含义：一是指六腑之一，目前大多数学者认为，三焦是指各脏腑之间的组织间隙相互沟通所形成的通道；二是指上焦、中焦和下焦三个部位。

131. 六腑之一的三焦有什么生理功能？

三焦的生理功能有二：即通行元气和运行水液。

（1）通行元气

元气根于肾，通过三焦而布散全身。

（2）运行水液

体内元气和水液的升降出入，是肺、脾、肾等脏腑协同作用完成的，但必须以三焦为通道。三焦对水液平衡协调的作用，称为"三焦气化"。

132. 上焦、中焦、下焦分别是指人体的哪些部位？

上焦是指膈以上的部位，包括心、肺、胸背部、头面部和上肢。

中焦指膈以下至脐以上的部位，包括脾、胃。

下焦是指脐以下的部位，包括肾、肝、胆、大肠、小肠、膀胱、女子胞和下肢。其中肝和胆的位置在脐上，但其生理功能、病理变化与肾及其他下焦脏腑密切相关，故将肝胆归属下焦。

二、脏腑的关系

（一）脏与脏的关系

133. 心与肝的关系表现在哪些方面？

心与肝的关系，主要体现在血液运行和情志活动方面。

（1）血液运行方面

心主血，推动血液在脉中运行。肝藏血，贮藏血液和调节血量，肝又主疏泄而促进血液运行。所以，血液的运行离不开心肝两脏功能的协调。

病理上，如肝不藏血，心失所主，则血液运行必然失常，如临床上常见的肝不藏血所致的各种出血症。如心血虚则肝血也因之而虚，所以临床上心血虚证与肝血虚证常同时出现，称为心肝血虚证，同时出现心悸、失眠等心血不足症状和眩晕、视物昏花、肢体麻木、月经量少或闭经等肝血不足症状。

（2）情志方面

心藏神而主精神、意识和思维活动，肝主疏泄，畅达气血而调节情志。情绪活动赖思维产生，而离不开心，其情志的调节与肝密切相关。

病理上，心肝两脏病变，往往相互影响，可见心烦失眠、急躁易怒等精神情志方面的异常表现。心主神志功能失常，情绪活动必然失常。如癫狂病即可见神志错乱，又可见哭笑无常。

134. 心与脾的关系表现在哪些方面？

心与脾的关系，主要体现在血的生成和血的运行两方面。

（1）血的生成方面

脾主运化水谷精微，为气血生化之源，气血化源充足，则心血充盈、神有所主；如脾气虚弱，运化失职，血的化源不足，可导致心血不足的各种病证。而脾气健运的前提条件之一，是心主神志和主血脉功能的正常。

病理上，如思虑过度耗伤心血，也可影响脾主运化，出现心悸、失眠、食少、倦怠、面色不华等心脾两虚证。而在心不能主神志，出现昏迷或心血瘀阻的情况下，脾的运化功能（饮食、消化、吸收）大都是不能正常进行的。

（2）血液运行方面

心主血脉，推动血液运行；脾主统血，固摄血液，二者共同维持血液的正常运行。

病理上，脾不统血而出现的血液流失，可形成心脾两虚之证，出现心悸、失眠、多梦、眩晕、面色无华、纳呆、腹胀、泄泻、倦怠乏力等症状。

135. 心与肺的关系表现在哪些方面？

心与肺的关系，主要体现在气与血之间的关系。

心与肺相互配合，气与血相互依存、相互为用，才能保证气血的正常运行，维持人体各组织、器官的功能活动。

（1）肺主气助心以运行血液

气行则血行，肺通过主气、生成宗气以贯心脉、主宣降、朝百脉等生理功能来助心行血。无论是肺气虚弱还是肺失宣降，均可导致心血运行失常。

病理上，肺气虚弱，宗气生成不足，则会出现胸闷、憋气、心悸、心律改变，甚至唇青舌紫等血瘀表现。

（2）心血载肺气以布散

血为气之母，血能载气，肺吸入之清气必须由心血运载，才能布散全身。

病理上，心阳不足、心气虚弱、心脉瘀阻等导致血运失常的病变时，也会影响肺气的宣降，出现胸闷、咳嗽、气喘、憋气等症状。

136. 心与肾的关系表现在哪些方面？

心与肾的关系，主要体现在心肾相交和精神互用两方面。

（1）心肾相交

心在上焦，五行中属火，属阳；肾在下焦，五行中属水，属阴。心火必须下降于肾，与肾阳共同温煦肾阴，才能使肾水不寒；肾水必须上济于心，与心阴共同滋养心阳，才能使心火不亢。心肾之间生理上的这种阴阳互济互制的动态平衡关系，称为"心肾相交"或"水火既济"、"水火相济"。这是维持心肾正常生理功能的重要条件。

病理上，如果心肾之间的协调关系遭到破坏，就会产生相应的病变。如肾水不足，不能上济于心；或心火妄动，下伤肾阴，就会出现心烦、失眠、多梦、遗精、腰膝酸软等症状，称为"心肾不交"或"水火不济"。

（2）精神互用

心藏神，肾藏精。精能化血，血是神志活动的物质基础，故血能生神，血为神之源，所以精充则神旺；神能驭精，神为精之主。心神肾精上下相交，相互为用，病理时也容易相互影响。

另外，心肾之间在病理上相互影响存在着同气互损的现象，如心血不足与肾精亏损常互为因果，出现失眠、多梦、健忘、易惊恐等神志症状。肾阳虚，水气上泛，上凌于心，出现水肿、心悸等水气凌心之证。

137. 肝与脾的关系表现在哪些方面？

肝与脾的关系，主要表现为运化方面和血液方面。

（1）运化方面

肝主疏泄，分泌胆汁，调节胆汁的排泄，促进脾的运化功能。

病理上，脾胃的运化失职、也可影响肝的疏泄功能。如肝失疏泄则可导致脾失健运，可出现精神抑郁，胸胁胀满，纳少腹泻等症状；脾胃湿热也可导致肝的疏泄和胆汁的排泄失常，出现纳呆，呕恶、厌油、黄疸等症状。

（2）血液方面

血液运行的动力，主要来自心主血脉的功能。但与肝和脾的功能密切相关，肝主藏血，能贮藏血液和调节血量；脾主运化和主统血，能化生血液和统摄血液循经运行。脾之运化生血，受肝之疏泄影响；肝所藏之血，又依赖脾之生血统血。

病理上，如脾气不足，水谷不运，血无生化之源，常形成肝血不足，而见头晕眼花或月经量少、闭经等。肝之疏泄太过也可影响到肝之藏血、脾之统血而发生多种出血症。

138. 肝与肺的关系表现在哪些方面？

肝与肺的关系，主要体现在气机升降的调节方面。

肝属下焦，其经脉由下而上贯膈、注肺中，其气以升发为主；肺属上焦，肺气以下降为主。肝升与肺降在人体气机正常升降平衡协调中起着重要的作用。

病理上，如肝郁气结，化火生热，肝升太过，或肺降不及，可导致气火上逆，出现胸胁疼痛，呛咳，气喘，甚至咳血等症状，称为"肝火犯肺"或"木火刑金"；若肺失清肃，燥热内盛，也可引起肝失疏泄，出现咳嗽、胸胁胀痛、头晕头痛、面红目赤等症状。

139. 肝与肾的关系表现在哪些方面？

肝与肾的关系，主要体现在肝肾同源和藏泄互用两方面。

（1）肝肾同源

① 精血同源：肝藏血，肾藏精，精血同源于水谷精微。肝血旺盛，则血化精藏肾；肾精充足，则精化血藏肝。肝血与肾精的这种同生互化的关系，称为"精血同源"。

病理上，精血的病变常互相影响。肾精亏损，可导致肝血不足；肝血不足，也可导致肾精亏损。如临床常用归芍地黄丸精血同补治疗精血亏虚之头晕目眩，耳鸣，腰膝酸痛，月经不调等。

② 阴液互生：由于精血同源，肝肾之阴也息息相通，在生理上可互生、互用，病理上可相互影响。但必须指出的是，肝阴与肾阴之间，因为肾阴为人体阴液的根本，所以占主导地位。

病理上，肾阴不足，肝阴必虚；肝阴不足，日久则也导致肾阴不足。二者均可导致肝肾阴虚，治疗时以补肾阴为主，如临床常用杞菊地黄丸治疗肝肾阴虚引起的头晕耳鸣，两目干涩，畏光流泪，视物昏花。

（2）藏泄互用

肝主疏泄，肾主封藏，二者相反相成。肾主藏精，可使生殖之精不致妄泄；肝主疏泄，使男子精满溢泄，女子月经按时而下。

病理上，若二者失调，可出现女子月经过多或经少经闭，男子遗精滑精或阳强不泄等症状。

140. 脾与肺的关系表现在哪些方面？

脾与肺的关系，主要体现在气的生成和水液的代谢两方面。

（1）气的生成

肺主呼吸之气，吸入自然界的清气；脾主运化水谷，化生水谷精微。自然界的清气和水谷精微是生成气的两个主要来源。所以肺与脾功能的强弱，关系到人体各脏腑之气的盛衰。另外，肺与脾的功能可以相互促进。肺之气津需脾运化水谷精微的不断充养；脾之运化也有赖于肺宣降布散水谷精微。

病理上，脾与肺的病变，常相互影响，如脾气虚损，运化无力，常可导致肺气不足，出现纳少、腹胀、泄泻、咳嗽痰多、气短乏力等肺脾两虚之证。

（2）津液的代谢方面

肺主宣发和肃降，通调水道；脾主运化、吸收和布散水液。肺脾两脏在水液代谢中占有重要地位。

病理上，若脾失健运，水液内停，则会聚湿生痰成饮，痰饮壅肺，肺失宣降，可出现喘咳痰多等症状，所以说"脾为生痰之源，肺为贮痰之器"。同样，肺失宣降，水道不通，肺病日久，也可使水湿内停而困脾，导致脾失健运。

141. 脾与肾的关系表现在哪些方面？

脾与肾的关系，主要体现在先后天之本的相互促进和津液代谢两方面。

（1）先后天之本的相互促进

肾为先天之本，脾为后天之本。肾阳温煦脾阳使其健运，此为先天促进后天；脾气运化则不断地补充肾之精气，使其更加充足，此为后天促进先天，二者的相互资助，相互促进，是维持人体健康的重要条件。

病理上，脾肾有病，常相互影响、互为因果。如肾阳不足不能温煦脾阳，则脾阳必虚；脾阳不足，久之必损肾阳，二者最终均会导致脾肾两虚。

（2）津液代谢方面

肾中阳气的气化蒸腾作用，能促进脾的运化水谷精微及运化水湿；脾的运化，协助肾调节水液代谢。

病理上，脾肾阳虚，则水液代谢失调，出现形寒肢冷、腰膝酸痛、腹部冷痛、水肿、小便不利、五更泄泻等症状。

142. 肺与肾的关系表现在哪些方面？

肺与肾的关系，主要体现在水液代谢和呼吸运动两方面。

（1）水液代谢方面

肺主宣发和肃降，通调水道，为水之上源，有赖于肾中阳气的蒸腾气化功能；肾主水液，主持和调节全身水液代谢，也有赖于肺的宣发、肃降使水道畅通，将水液不断下输膀胱，肺肾协调对人体水液代谢起重要的作用。

病理上，如肺与肾功能失职，就会导致水液代谢障碍。如肺失宣降，必累及于肾，使肾不主水，水液内停，水溢肌肤，出现尿少、水肿等症状；肾气化不利，可使水上泛于肺，出现咳喘、痰多喘息不能平卧等"水气射肺"的症状。

（2）呼吸运动方面

肺主气司呼吸，肾主纳气。肺吸入之自然界清气，必须下降至肾，由肾中精气来摄纳。所以有"肺为气之主，肾为气之根"的说法。

病理上，若肾中精气不足，则摄纳无权，气浮于上，可见呼多吸少，呼吸表浅等症状；肺气久虚，必累及于肾，导致肾不纳气，可出现动则气喘等症状。

（二）腑与腑的关系

143. 腑与腑的关系是怎样的？

六腑的功能、部位虽不同，但腑与腑在生理功能上也是相互配合的关系，它们的配合主要体现在饮食物的消化、精微的吸收和糟粕的排泄过程中的相互联系和密切配合。

饮食物入胃，经胃受纳和腐熟后初步消化变成食糜，下传至小肠，胆汁泄于小肠助消化，通过小肠的化物和分别清浊功能，进一步地消化，并分成清（精微物质）和浊（糟粕）两部分。清者经脾运化布散，营养全身。浊的糟粕下达大肠，经大肠燥化成为粪便，排出体外；浊的水液经肾的气化进入膀胱成为尿液，经膀胱的贮存至一定量，排出体外。三焦是水谷运行之通道，三焦的气化功能对饮食物的消化、吸收和排泄过程有促进作用。因此，水谷的消化、精微的吸收和糟粕的排泄，是由六腑分工合作，共同完成的。六腑的传化水谷过程，需要不断地虚实更替，宜通不宜滞，所以有"腑病以通为补"和"六腑以通为用"之说。

第二节　气血津液

144. 什么是气血津液？

气血津液是构成人体和维持人体生命活动的基本物质。

145. 精气血津液与脏腑的关系是什么？

气血津液与脏腑的关系，体现在两方面。

（1）精气血津液是脏腑功能的物质基础

在人体生命活动中，精气血津液由于为脏腑的功能活动提供物质和能量而不断地被消耗。

（2）精气血津液是脏腑功能活动的产物

脏腑功能活动又不断地化生和补充精气血津液。

一、气

146. 什么是气？

气是构成人体、维持人体生命活动的最基本物质之一，是一种不断运动着的具有很强活力的精微物质，人体各脏腑组织的功能活动都离不开气的运动变化，气的运动停止，则生命活动也就停止。

（一）气的来源

147. 气是怎样生成的？

人体的气，由禀受于父母的先天之精气、脾胃所化生的水谷之精气及肺吸入的自然界之清气三者结合而成，故气的生成与肾、脾胃及肺关系密切，其中尤以脾胃的消化吸收功能最为重要。

（二）气的功能

148. 气的功能是什么？

气有五大功能，即推动功能、防御功能、固摄功能、温煦功能和气化功能。

149. 什么是气的推动功能？

气的推动功能是指气具有推动人体的生长发育、血液运行、津液的输布及推动脏腑组织进行功能活动的作用。如果气虚，推动功能减弱，就会出现生长发育迟缓、血液运行不畅、水液停留及脏腑功能低下等病变。

150. 什么是气的防御功能？

气的防御功能是指气具有护卫肌表、防御外邪入侵的作用。如果气虚则防御功能减弱，机体的抗病能力下降，易患疾病。

151. 什么是气的固摄功能？

气的固摄功能是指气具有控制体内各种物质，防止其无故流失的作用。如果气虚则固摄作用减弱，可出现出血、自汗、盗汗、多尿、遗精、遗便、滑胎等症状。

152. 什么是气的气化功能？

气化，是指通过气的运动而产生的各种变化。气的气化功能是指精、气、血、津液各自的新陈代谢及其相互转化。如水谷之精气可以化生气血津液，津液经过代谢可转化成汗液和尿液等，都是气化作用的具体表现。如果气化功能失常，既可影响气、血、津液的生成和输布，又可影响尿液、汗液和粪便的排泄，从而形成各种代谢异常的病变。

153. 什么是气的温煦功能？

气的温煦功能指气具有温养全身脏腑组织、维持人体体温的作用。人体体温的恒定及各脏腑组织器官的正常活动都靠气的温煦作用，如果温煦作用减弱，则会出现四肢不温、畏寒怕冷、体温低下、血和津液运行迟缓等病证。

（三）气机

154. 什么叫气机？其变化的形式有哪些？

气机是指气的各种运动。其变化的形式有四种：升、降、出、入。

气的升降出入运动，具体体现在各脏腑、经络等组织器官的生理活动中。如脾对饮食物的消化吸收为升，胃肠对饮食物的传化为降；肺的呼吸运动过程中排出体内的浊气为出，吸入自然界的清气为入等。

155. 什么叫气机调畅？

气的升降出入运动顺畅和协调平衡，称为"气机调畅"。

从局部气机看，并非每一种生理活动都必须具备升降出入，而是各有侧重；从整体气机看，升降出入是平衡协调的。

156. 什么叫气机紊乱？

气机紊乱，又称气机失调，是指气的升降出入运动失常。包括气滞、气逆、气陷、气脱、气闭等。

（四）人体中较重要的几种气

元气

157. 什么是元气？

元气是人体的本原之气，是人体生命活动的原动力，又称"原气"。元气禀受于父母，以先天之精为基础，并靠后天水谷精气的培育。

158. 元气的功能是什么？

元气的功能主要是推动人体的生长发育、激发各脏腑组织器官的生理活动。所以元气充沛，则机体强盛，健康少病。

宗气

159. 什么是宗气？

宗气是指聚集于胸中的一种气，由肺吸入的清气与脾胃运化的水谷精气相结合。宗气积聚之处称为"膻中"，又称"气海"。

160. 宗气的功能是什么？

宗气的功能主要有两方面：

(1) 走息道以行呼吸，故语言、声音、呼吸的强弱都与宗气有关；

(2) 贯心脉以行气血，故气血的运行，肢体的寒温、活动能力、心跳的节律等，都与宗气有关。

卫气

161. 什么是卫气？

卫气是指运行于脉外，具有保卫功能的一种气。由水谷精微化生。卫气与营气相对而言属阳，故称"卫阳"。它不受脉管约束，活动能力强，外至皮肤肌腠，内至脏腑胸腹，全身无处不至。

162. 卫气的功能是什么？

卫气的功能主要表现为：

(1) 护卫肌表，抵御外邪；

(2) 控制汗孔开合，调节体温；

(3) 温煦脏腑、润泽皮毛。

营气

163. 什么是营气？

营气是指运行于脉中，具有营养作用的一种气，由水谷精微中富有营养的部分化生，又称"荣气"。营气与卫气相对而言属阴，故称"营阴"。营气与血关系密切，是血液的重要组成部分，故常"营血"并称。

164. 营气的功能是什么？

营气主要有如下两方面的功能。

（1）营养全身的作用。

营气流于内则滋养五脏六腑，布于外则灌溉五体官窍。

（2）化生血液的作用。

营气与津液相合，注入脉中，化为血液。

二、血

165. 什么是血？

血是构成人体和维持人体生命活动的基本物质之一，是具有营养和滋润作用的红色液体。由于血必须在脉中运行，故常血脉并称。

（一）血的生成

166. 血是怎样生成的？

血是由脾胃消化吸收水谷精微，化生为营气和津液，上注于肺，通过心肺的气化作用，变化为血。另外，肾精也能化生血液，故有"精血同源"之说。

（二）血的功能

167. 血的功能是什么？

血有如下两方面的功能。

（1）营养和滋润作用

血由水谷精微所化生，含有维持人体的生存与健康不可缺少的物质。

（2）是神志活动的物质基础

心血是心主神志的物质基础。只有血液充足，才能神志清晰、精神充沛和思路敏捷。

（三）血的运行

168. 血是怎样运行的？它的运行与哪些脏腑有关？

血液生成之后，循行于脉中，布散全身，环流不息。

心主血脉，肺主气、生成宗气、朝百脉，肝主疏泄、调畅气机，是推动和促进血液在脉中运行的重要因素；同时脾的统血和肝的藏血是固摄血液在脉中运行的重要因素。

三、津　　液

169. 什么是津液？

津液是机体一切正常水液的总称，主要指各组织器官内的液体，也包括一些分泌物和代谢产物，如胃液、肠液及泪、涕、唾液、汗液、尿液等。

170. 津和液的区别是什么？

津和液有如下区别。

（1）质地

津的质地清稀，流动性较大；液的质地稠厚，流动性较小。

（2）分布与功能

津布散于体表皮肤、肌肉和孔窍，渗入血脉，起滋润作用；液灌注于骨节、脏腑、脑、髓等组织中，起濡养作用。

由于津和液在生理上相互转化，在病理上可以相互影响，所以常津液并称。

（一）津液的功能

171. 津液的功能是什么？

津液的主要功能有如下两方面。

（1）滋润和濡养功能

津液中含有水分和营养物质，所以既有滋润作用，又有濡养作用。一般来说，津主要是滋润作用，而液主要是濡养作用。

（2）参与血液生成

津液渗入血脉，成为化生血液的主要成分。并且能出入脉道内外，调节血液浓度。

（二）津液的代谢

172. 津液是怎样生成的？

津液来源于饮食水谷，主要由脾、胃、小肠和大肠等脏腑作用而生成。

饮食中的水分，经胃受纳，再由小肠分别清浊，脾运化水液和升清成为津液。此外大肠也能吸收部分水液。

173. 津液是怎样输布和排泄的？

津液的输布和排泄，主要与脾的传输、肺的宣降、肾的蒸腾气化及三焦水道有关。

津液的输布和排泄过程大致为：脾将吸收来的水液上输到肺，通过肺的宣降作用，一部分水液经肺的宣发外至皮毛和口鼻，废料经呼气和汗孔排泄；另一部分水液经肺的肃降下达于肾，经肾的气化和小肠的分清泌浊，清者吸收利用，浊者化为尿液，通过膀胱排出体外。脾、肺、肾等脏相互协作，密切配合，共同完成津液的输布和排泄过程。

四、气血津液的相互关系

174. 气与血的关系是怎样的？

气与血的关系，概括地说，就是"气为血之帅，血为气之母"。

175. "气为血之帅"的含义是什么？

"气为血之帅"包含气能生血、气能行血、气能摄血三方面的含义。

（1）气能生血

气能生血是指气具有化生血液的作用。气之所以能生血，有两方面的原因。其一，气化是血液生成的动力。水谷转化为精微，精微转化为津液和营气，津液和营气转化为血，都是气化作用的结果。其二，气（主要指营气）是化生血液的原料。所以，气旺则血旺，气虚则血少。

（2）气能摄血

气能摄血是指气具有统摄血液，使之正常循行于脉中而不外溢的作用。气的摄血作用主要是通过脾气的功能而实现的。

（3）气能行血

气能行血是指气具有推动血液运行的作用。具体地说，心气能推动血液运行；肺气助心行血；肝主疏泄，调畅气机，保障血行通畅。气行则血行，气滞则血瘀。

176. "血为气之母"的含义是什么？

血为气之母有两方面的含义，即血能载气和血能养气。

（1）血能载气

脉中之血是气的载体，无形之气必须依附于有形之血才不会散失，否则，就会浮散无根。

（2）血能养气

气存在于血中，血不断为气的生成和功能提供精微物质。

177. 气与津的关系是怎样的？

气与津液的关系包括气能生津、气能行（化）津、气能摄津、津能载气四个方面。

（1）气能生津

气能生津指津液的生成离不开气的气化作用，特别是脾胃之气对水谷精微的运化。脾胃之气旺盛，则津液生成充足；反之，津液生成就会受影响。

（2）气能行（化）津

气能行（化）津指津液的输布、排泄离不开肺、脾、肾、三焦、膀胱等脏腑之气的推动和气化作用。若气虚或气滞，不能推动水液正常输布与排泄，就会使水液停留，导致水湿、痰、饮。

（3）气能摄津

气能摄津指气对津液具有固摄作用，使津液不致大量流失。若气虚固摄无力，则发生多汗、多尿或尿失禁等病证。

（4）津能载气

津能载气指脉中的营气依附于血而存在，脉外的其他气则依附于津液而存在，故在多汗、多尿、吐泻等大量津液流失的情况下，可出现"气随津脱"的病证。

178. 血与津液的关系是怎样的？

血与津液的关系可概括为两个方面，即津血同源和津血互化。

（1）津血同源

血和津液均是液体，属阴，都来源于水谷精微，作用也十分相似。体内的津血盛则同盛，衰则同衰。

（2）津血互化

血和津液之间，可以相互转化。津液注入脉中，与营气结合，则成为血的一部分。血中的水分渗出脉外，则成为津液。

第三节　经　　络

179. 什么是经络？

经络是经脉与络脉的总称，是运行全身气血，联络脏腑形体官窍，沟通上下内外，感应传导信息的通路系统。它是人体结构的重要组成部分。

一、经　络　组　成

180. 经络是怎样组成的？

人体的经络系统，是由经脉、络脉及其连属部分（包括经筋、皮部等）组成（见图

3-1）。

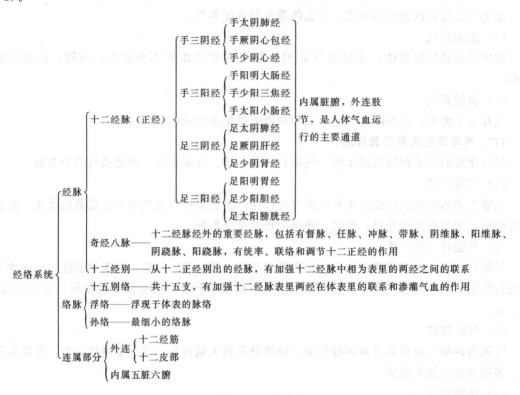

图 3-1　经络系统

（一）经脉

181. 什么是经脉？

经脉是经络系统的主干，主要分为正经、奇经和经别三大类，是经络系统中最主要的组成部分。

正经（十二经脉）

182. 正经是指哪些？正经的生理功能是什么？

正经有十二条，故又称为"十二正经"或"十二经脉"，包括手三阴经、足三阴经、手三阳经、足三阳经。具体是指手太阴肺经、手厥阴心包经、手少阴心经、手阳明大肠经、手少阳三焦经、手太阳小肠经、足太阴脾经、足厥阴肝经、足少阴肾经、足阳明胃经、足少阳胆经、足太阳膀胱经。

十二经脉与脏腑有直接的络属关系，相互之间也有表里关系，是人体气血运行的主要通道。

183. 十二经脉是怎样命名的？

十二经脉中每一经脉的名称，都是根据其分布于手足内外、所属脏腑的名称和阴阳属性而命名的。行于上肢，起于或止于手的经脉，称"手经"；行于下肢，起于或止于足的经脉，称为"足经"。分布于四肢内侧面的经脉属"阴经"；分布于四肢外侧面的经脉属"阳经"。阴经隶属于脏，阳经隶属于腑。阴经又分为太阴、厥阴、少阴经；阳经又分为阳明、少阳、太阳。所以，十二正经每一经脉的名称均包括手或足、阴或阳、脏或腑三个部分。

184. 十二经脉是怎样走向、交接的?

十二经脉的走向是:手之三阴,从胸走手;手之三阳,从手走头;足之三阳,从头走足;足之三阴,从足走腹(见图3-2)。

十二经脉分为四组,即手、足三阴经与手、足三阳经。每组的走向是一致的,其交接规律也是一组接一组的。手三阴经均起源于胸中,从胸中内脏走向手指端,在手指分别与其相为表里的手三阳经交会;手三阳经均起源于手指,从手指走向头面部,在头面部分别与其同名的足三阳经相交会;足三阳经均起源于头面部,从头走向足,在足趾分别与其相为表里的足三阴经相交会;足三阴经均起源于足趾,从足走向胸腹,在胸部分别与手三阴经相交会。这样十二经脉就构成了"阴阳相贯,如环无端"的循环径路。

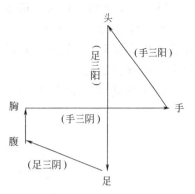

图 3-2 十二经脉走向及
交接规律示意图

185. 十二经脉是怎样形成表里关系的?

十二经脉通过各自的经别和别络互相沟通,形成六对表里关系,如表3-1所示。

表 3-1 十二经脉的表里关系

	里	表	循 行 部 位
	阴经(属脏)	阳经(属腑)	(阴经行于内侧,阳经行于外侧)
手	太阴肺经	阳明大肠经	前缘
	厥阴心包经	少阳三焦经	上肢 中线
	少阴心经	太阳小肠经	后缘
足	太阴脾经*	阳明胃经	前缘
	厥阴肝经*	少阳胆经	下肢 中线
	少阴肾经	太阳膀胱经	后缘

*:在足背部和小腿下部,肝经在前,脾经在中线,至内踝上八寸交叉后,脾经在前,肝经在中线。

186. 十二经脉分布规律是怎样的?

十二经脉在人体内不同部位的分布规律如下。

① 头面部的分布规律:手三阳经从手走头,足三阳经从头走足,手足六阳经均行经头面部。其分布特点为:阳明经主要行于面部;少阳经主要行于侧面;太阳经行于头顶部、枕项部及面颊部。阴经也有部分上行于头面。

② 四肢部的分布规律:阴经行于四肢内侧面,阳经行于四肢外侧面。上肢内侧为太阴在前,厥阴在中,少阴在后;上肢外侧为阳明在前,少阳居中,太阳在后;下肢外侧阳明在前,少阳在中,太阳在后;下肢内侧,内踝上八寸以上为太阴在前,厥阴在中,少阴在后;内踝上八寸以下则厥阴与太阴交叉,为厥阴在前,太阴在中,少阴在后。

③ 躯干部的分布规律:十二经脉在躯干部的分布规律是:手三阴经均从胸部行于腋下,手三阳经行于肩部或肩胛部,故手六经并没有在躯干部纵行。足三阳经则是太阳经行于背面,少阳经行于两侧,阳明经行于胸腹面。足三阴经则均行于腹面,自内向外依次为少阴、太阴、厥阴。

187. 十二经脉流注次序是怎样的？

十二经脉的流注次序，是指气血在十二经脉中循环贯注的次序。即从手太阴肺经开始，依手阳明大肠经、足阳明胃经、足太阴脾经、手少阴心经、手太阳小肠经、足太阳膀胱经、足少阴肾经、手厥阴心包经、手少阳三焦经、足少阳胆经、足厥阴肝经的次序流注，再从足厥阴肝经传至手太阴肺经，首尾相贯，如环无端，见图3-3。

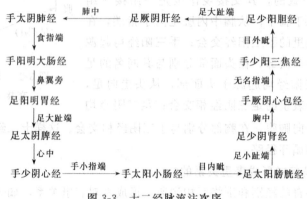

图 3-3　十二经脉流注次序

奇经

188. 奇经有哪些？

奇经有八条，即督脉、任脉、冲脉、带脉、阴维脉、阳维脉、阴跷脉、阳跷脉，合称为"奇经八脉"。奇经八脉与十二正经不同，奇经八脉既不属于气血运行的主要通道，又没有与脏腑的直接络属关系，相互之间也没有表里关系，故名"奇经"。

189. 正经与奇经的区别是什么？

正经即十二经脉，有一定的起止、一定的循行部位和交接顺序，在肢体部位的走向有一定规律，同脏腑有一定的络属关系。奇经八脉的分布不像十二经脉那样有规则，同脏腑没有直接的相互络属关系，相互之间也没有表里关系，与十二正经不同，故称"奇经"。

190. 奇经八脉有哪些生理功能？

（1）加强十二经脉之间的沟通和联系

奇经将部位相近和功能相似的经脉联系起来，达到统摄经脉气血和调节阴阳的目的。

（2）调节十二经脉的气血

当正经的气血旺盛时，则注入奇经以供备用；当正经的气血不足时，则流出奇经以供急需。

（3）与脑、髓、女子胞等关系较为密切

以上奇恒之腑，与奇经在生理、病理上均有一定的关系。

191. 什么叫十四经脉？十四经脉的经络循行图是怎样的？

十四经脉是指十二经脉和任督二脉。十四经脉具有一定的循行路线，并且有其专属的腧穴（除任督二脉外，奇经八脉的腧穴多寄附于十二经脉上），是人体最重要、也是临床应用最多的经脉，见图3-4。

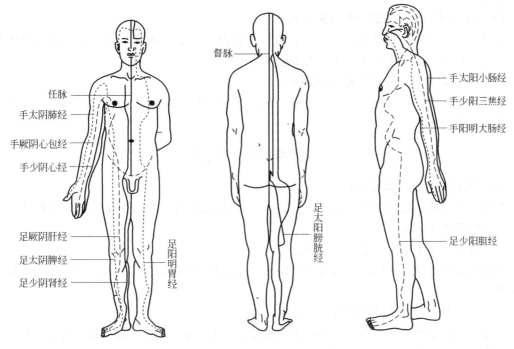

图 3-4　十四经脉的循行图

经别

192. 什么是经别？它的生理功能是什么？

经别是从十二经脉别出的较大的分支，又称"十二经别"。分别起于四肢肘膝以上的部位，循行于体腔脏腑深部，上出于颈项浅部。其中，阴经之经别从本经别出循行于体内，与互为表里的阳经相结合，起到加强十二经脉中互为表里两经之间的联系，并能到达某些正经未循行到的形体部位和器官，因而能弥补正经之不足。

（二）络脉

193. 什么是络脉？

络脉是经脉的细小分支，多数无一定的循行路线，有别络、浮络、孙络之分。

① 别络：别络是络脉中较大的分支，有本经别走邻经之意，可加强十二经脉互为表里两经之间在体表的联系，并能到达某些正经所没有到达的部位，弥补正经之不足，还有统领一身阴阳诸络的作用。一般认为别络有十五条，即十二正经与任督二脉各有一支别络，加上脾之大络，合称为"十五别络"。

② 浮络：浮络是循行于人体浅表部位，"浮而常见"的络脉。其分布广泛，没有定位，起着沟通经脉，输达肌表的作用。

③ 孙络：孙络是最细小的络脉，属络脉的再分支，分布全身，难以计数。

（三）经络的连属部分

194. 经脉的连属部分有哪些？

经络系统的组成中，还包含了其连属部分。经络对内连属各个脏腑；对外连于筋肉、皮肤而为经筋、皮部。

195. 什么是经筋？它的生理功能是什么？

经筋是十二经脉之气"结、聚、散、络"于筋肉、关节的体系，为十二经脉的附属部分，具有连缀百骸，维络周身，主司关节运动的作用。

196. 什么是皮部？它的生理功能是什么？

皮部也是十二经脉在体表的连属部分，是十二经脉功能活动反应于体表的部位，也是络脉之气散布之所在。

二、经络的生理功能

197. 经络的生理功能是什么？

中医学把经络的生理功能称为"经气"。以十二经脉为主体的经络系统，其生理功能主要表现在以下四个方面。

（1）沟通表里上下，联系脏腑五体官窍

人体由五脏六腑、五体、五官九窍等构成，通过经络的联系作用，使人体形成一个有机的整体。

（2）通行气血，濡养脏腑组织

气血是人体生命活动的物质基础，必须通过经络才能输布周身，以温养濡润各脏腑、组织和器官，维持机体的正常生理功能。

（3）感应传导

感应传导是指经络系统具有感应或传导针灸及其他刺激等各种信息的作用。针刺中的"得气"和"行气"现象就是经络感应、传导功能的具体体现。

（4）调节脏腑器官的机能活动

经络能调节人体的机能活动，使之保持协调、平衡。当人体的某一脏器功能异常时，可运用针刺等治疗方法来进一步激发经络的调节功能，从而使功能异常的脏器恢复正常。

三、经络的临床应用

198. 经络理论在中医学中有哪些方面的应用？

经络学说不仅可以用于说明人体的生理功能，而且在阐释疾病病理变化、指导疾病诊断与临床治疗方面也具有极为重要的价值。

（1）阐释疾病的病理变化

经络与疾病的发生、传变有密切的关系。若某一经络功能异常，就易遭受外邪的侵袭，而且经络又是病邪传注的途径，经络不仅是外邪由表入里的传变途径，也是内脏之间、内脏与体表组织间病变相互影响传变的途径。

（2）指导疾病的诊断

在临床上，就可以根据疾病所出现的症状，结合经络循行的部位及所联系的脏腑，作为临床诊断的依据。如胁痛，多病在肝胆，因胁部是肝经和胆经的循行之处。近年来，人们根据经络循行通路，或经气聚集的某些穴位上出现的疼痛、结节、条索等反应物，以及皮肤的形态、温度、电阻改变等来诊断和治疗疾病，如肺脏有病，中府穴可有压痛。

（3）指导疾病的临床治疗

经络学说早已被广泛用于指导临床各科的治疗，特别是针灸、按摩和中药处方。如针灸中的"循经取穴法"，就是经络学说的具体应用。如胃痛，在运用针灸治疗时常循经远取足三里穴；胁痛在运用针灸治疗时则取太冲等穴。中药治疗亦常常通过经络学说这一理论，使药达病所，以发挥其治疗作用。如麻黄入肺、膀胱经，故能发汗、平喘和利尿。

第四章 认识疾病

第一节 病 因

199. 什么是病因？常见的病因有哪些？

病因又称为致病因素，是指引起疾病并且决定病证特异性的种种因素。

病因同病证之间有着特定的规律性的因果关系，也就是说没有一定的病因，就不可能发生相应的病证。如湿邪（病因）侵犯人体可产生面垢、身体困重、苔腻、大便溏泻、小便混浊、妇女白带多等特异性的症状。

常见的病因有四类：一是外感病因，如六淫、疠气等；二是内伤病因，如七情、饮食、劳逸等；三是病理产物性病因，如痰饮、瘀血等；四是其他病因，如外伤等。

200. 中医探求病因的方法是什么？

中医探求病因有如下两种方法。

（1）辨证求因

辨证求因是以疾病的临床表现为依据，通过分析症状和体征来推求病因。如见有胸胁刺痛、舌有瘀斑症状，可判断其病因为瘀血。辨证求因是中医探求病因的主要方法。

（2）以发病途径推求病因

通过了解可能作为致病因素的客观条件，来推求病因。如久居湿地，则易感湿邪；因情志因素而发病或加重病情，多为七情所伤。

一、外 感 病 因

201. 什么是外感病因？

外感病因是从皮毛或口鼻而侵入人体的致病因素。它包括六淫、疠气等致病因素。

由外感病因引起的疾病称为外感病。外感病初起多有表证，可见恶寒发热、苔薄脉浮等症状。

（一）六淫

202. 什么是六淫？六淫与六气是什么关系？

六淫是指自然界中风、寒、暑、湿、燥、火六种外感病邪。

六淫与六气既有区别又有联系。六气是指自然界四季中存在的风、寒、暑、湿、燥、火六种不同的气候变化。六气对人体有益无害，人顺应其变化而生长、发育。不致病的"六气"成为致病的"六淫"，是由于以下两个原因：其一，气候变化异常（六气太过或不及，或非其时有其气，或气候骤变），超过了正常人体的生理适应能力；其二，人体正气不足，抵抗力下降，对于正常的六气不能适应。所以，六淫实际上是超过了人体适应能力的六气。

203. 六淫的共同致病特点是什么？

六淫共同的致病特点有以下几点。

（1）外感性：六淫致病的途径多由肌表或口鼻而侵入人体，所以六淫所致疾病称为"外感病"。

（2）地域性：不同的六淫病，有明显的地域多发性。如北方多寒病；南方多热病；西方多燥病；东方多风病；中部多湿病。

（3）季节性：不同的六淫病，有明显的季节多发性。如冬季多寒病；夏季多热病；秋季多燥病；春季多风病，长夏多湿病。

（4）相兼性：六淫既可单独侵入人体为病，又可两种以上邪气同时侵入人体为病。如风寒湿痹，风寒感冒等。

（5）转化性：六淫邪气之间，在一定的条件下，可以相互转化。如寒邪入里化热，暑湿化燥等。

风邪

204. 风邪的性质和致病特点是什么？

风邪的性质和致病特点是：风为阳邪，其性开泄，易袭阳位；风为百病之长；风善行而数变；风性主动。

205. "风为阳邪，其性开泄，易袭阳位"的含义是什么？在临床上能得到印证吗？

风性轻扬，善动不居，故为阳邪。

风性开泄是指风邪侵犯人体易开启腠理汗孔。所以风邪侵犯临床上常可见汗出。

风易袭阳位是指风邪常常侵犯人体属阳的部位。阳的部位包括上部（头面和肺部）、阳经（如太阳经）和肌表，所以恶风、汗出、头痛、颈项强痛、咳嗽、鼻塞、流涕等是风邪侵袭人体的常见临床表现。

206. 风为百病之长的含义是什么？在临床上能得到印证吗？

风为百病之长是指风邪常为其他邪气致病的先导。这是因为风邪具有开启腠理汗孔的特性。

在临床上，其他邪气依附于风邪侵犯人体的现象是很常见的，如风寒、风湿、风热、风寒湿等。

207. 风善行而数变的含义是什么？哪些临床表现可印证？

风善行是指风邪致病具有病位游走、行无定所的特征。如风痹，可见痛无定处（游走性关节疼痛）；风疹，可见疹无定处、痒无定处。

数变是指风邪致病具有发病迅速、病情变幻无常的特征。如风疹，可见皮疹骤发、此起彼伏；风中经络的面瘫，可见突然口眼㖞斜。

208. 风性主动的含义是什么？哪些临床表现可印证？

风性主动指风邪致病具有动摇不定的特征。如创伤之后，风邪由创口侵入而引起的破伤风，表现为角弓反张、牙关紧闭、四肢抽搐等。

寒邪

209. 寒邪的性质和致病特点是什么？

寒邪的性质和致病特点是：寒为阴邪，易伤阳气；寒性凝滞；寒主收引。

210. 寒伤阳气的表现有哪些？

寒邪损伤阳气可见寒象：如畏寒喜暖、肢冷蜷卧、面色苍白、痰涎涕清稀、小便清长、大便稀溏、舌淡苔白、脉迟或紧。

211. 寒主收引的含义是什么？有哪些临床表现可以印证它？

寒主收引是指寒邪侵犯人体能使人体气机收敛，汗孔闭塞，经络、筋脉收缩挛急。

如寒邪袭肌表，腠理闭塞，可见恶寒发热、无汗、脉紧；寒客于经络关节，筋脉收引，可见肢体屈伸不利、麻木不仁。

212. 寒性凝滞的含义是什么？有哪些临床表现可以印证它？

寒性凝滞是指寒邪侵犯人体能使人体经脉气血凝结、阻滞而产生疼痛的症状。

如寒邪犯肌表，可见头痛身痛；寒客关节（寒痹），可见关节冷痛；寒邪中脾胃，可见脘腹冷痛。

暑邪

213. 暑邪的性质和致病特点是什么？

暑邪的性质和致病特点是：暑为阳邪，其性炎热；暑性升散，易伤津耗气；暑多挟湿。

214. "暑为阳邪，暑性炎热"的含义是什么？有哪些临床表现可以印证它？

暑为阳热所化，故为阳邪；暑性炎热是指暑邪伤人，临床表现多为热象。如夏季中暑，可见壮热、心烦、面赤、脉象洪大等症状。

215. "暑性升散，易伤津耗气"的含义是什么？有哪些临床表现可以印证它？

暑性升散是指暑邪能蒸腾人体的津液上升和向外发散。暑邪伤人，津液外泄，可见大量汗出、烦渴、尿短赤等症状。

暑易伤津耗气是指暑邪侵犯人体，在损伤津液的同时，气亦随津液外泄而耗散。中暑患者，除出现津液耗伤的表现外，还可见气短乏力，甚至突然昏倒、不省人事。

湿邪

216. 湿邪的性质和致病特点是什么？

湿邪的性质和致病特点是：湿为阴邪，易伤阳气；湿邪有形，易阻气机；湿性黏滞；湿性重浊；湿性趋下，易伤阴位。

217. "湿为阴邪，易伤阳气"的含义是什么？有哪些临床表现可以印证它？

湿与水同类而异名，水属阴，故湿为阴邪。阴胜则阳病，湿邪侵犯人体可损伤阳气。不过，湿邪伤阳的程度较寒邪伤阳为轻，且其伤阳的方式主要是困脾阳。湿伤脾阳可出现腹泻、水肿和不思饮食等症状。

218. "湿邪有形，易阻气机"的含义是什么？

在六淫中唯湿邪有形，且其易弥漫，所以阻滞三焦气机，是湿邪致病的显著特征。中焦为气机运行之枢纽，湿邪为病又最易阻滞中焦气机。

219. 湿性黏滞的含义是什么？有哪些临床表现可以印证它？

湿性黏滞是指湿邪为病具有黏附和阻滞的特征。主要体现在两方面。

（1）湿邪"黏附"于人体，常使湿病缠绵难愈，如湿癣、湿痹、湿温和风湿感冒等。

（2）湿邪侵犯人体，常产生以"阻滞"为特征的症状，如湿阻上焦，可见胸闷不舒；湿阻中焦，可见脘腹胀满、恶心呕吐；湿阻下焦，可见小便不利、大便不爽等。

220. "湿性重浊"的含义是什么？有哪些临床表现可以印证它？

湿性重浊是指湿邪为病具有沉重和秽浊的特征。主要体现在两方面。

（1）湿邪为病常产生以"沉重"为特征的症状，如头重如裹、四肢沉重酸懒、周身困重等。

（2）湿邪为病，常可产生以"秽浊"为特征的症状，如面垢眵多、大便溏泻、下痢赤白、小便混浊、妇女白带多、疮疡流脓、湿疹流水等。

221. "湿性趋下，易伤阴位"的含义是什么？有哪些临床表现可以印证它？

湿性类水，水性就下，湿也有趋下的特征。由于湿性趋下，故易伤及人体腰以下的部位（阴位）。湿邪为病多起于下部，或以人体下部的症状较为突出。如水肿下肢肿甚、妇女带下、泄泻、下痢、阴部湿疹、淋浊等。

燥邪

222. 燥邪的性质和致病特点是什么？

燥邪的性质和致病特点是：燥性干涩，易伤津液；燥易伤肺。

223. 有哪些临床表现可以印证"燥性干涩，易伤津液"？

燥邪侵犯人体最易耗伤津液，产生津液亏虚的症状，如口鼻干燥、咽干口渴、皮肤干燥或皲裂、小便短少、大便干结等。

224. 为什么燥易伤肺？

肺属金，为娇脏，喜清肃而恶干燥，且直接与外界大气相通；燥亦属金，与肺同气相应。所以燥邪易从口鼻及息道侵犯于肺，耗伤肺津而出现干咳少痰或无痰、或痰液黏稠难咯出、或痰中带血、气喘胸痛等症状。

火邪

225. 火邪的性质和致病特点是什么？

火邪的性质和致病特点是：火为阳邪，其性炎上；火易伤津耗气；热极生风；火易动血；火易致肿疡。

226. 火邪"其性炎上"的含义是什么？有哪些临床表现可以印证它？

火性炎上是指火邪为病具有炎热和向上的特征。体现在如下两方面。

（1）火邪为病会产生以"炎热"为特征的症状，如高热、烦躁、口渴、汗出、舌红苔黄、脉象洪大等。

（2）火邪"向上"可伤及人体的上部。心位居上焦，与火同气相应，故火易上扰心神，出现心烦、失眠、狂躁妄动、神昏谵语等症状；火邪还易伤及人体的头面部，产生头痛、面赤、目赤、口疮、牙痛等症状。

227. 火为什么容易伤津耗气？伤津耗气后会产生哪些症状？

火邪煎熬蒸腾津液，迫津液外泄而汗出，产生津液损伤的表现，出现口渴喜饮冷、咽干口渴、小便短赤、大便干结等症状。由于气依附于津液而存于体内，所以津液损伤后，气也随之而耗，出现神疲乏力、少气懒言等气虚症状。

228. 为什么"热极"会"生风"？热极生风的临床表现是怎样的？

当火热炽盛时，会灼伤肝经，使筋脉失养而引起肝风内动。热极生风的临床表现为高热、神昏、谵语，与四肢抽搐、颈项强直、角弓反张等同时并见。

229. 为什么火易动血？动血的临床表现在哪些？

火邪侵犯人体，一方面会灼伤脉络，另一方面会使血流加快。血液冲出损伤的脉络，就会引起各种出血，如吐血、衄血、尿血、便血、皮肤发斑、崩漏。

230. 为什么火易致肿疡？

火邪侵犯人体血分，可聚集于局部，腐蚀血肉致血败肉腐成为疮疡。疮疡的临床表现为火热症状。如外疡轻者初起可见局部红肿热痛，继之则溃烂、流脓；严重者可出现壮热、烦渴、大便秘结、小便短赤、舌红苔黄、脉数等全身性反应。

（二）疠气

231. 什么是疠气？

疠气，又称为"瘟疫"、"疫气"、"疫毒"、"毒气"、"乖戾之气"。它是指一类具有强烈传染性的外感病因。疠气病实际上包括了现代医学所说的许多烈性传染病。

232. 疠气的性质和致病特点是什么？

疠气的性质和致病特点有以下三方面。

（1）传染性强，易于流行

疠气主要通过空气传染，从口鼻而入；也可通过食物自口而入或蚊叮、虫咬自皮肤传染。疠气既可大面积流行，也可以散在发生。

（2）发病急骤，病情危重

疠气致病，大多发病急骤，来势凶猛，病情危重，变化多端。

（3）一气一病，症状相似

一种疠气引起一种相应的疠气病；某一种疠气病的患者，其症状基本相似。

二、内伤病因

233. 什么是内伤病因？

内伤病因是指直接伤及脏腑的致病因素。

内伤病因是和外感病因相对而言的，它包括七情、劳逸、饮食等致病因素。

（一）七情

234. 什么是七情？七情什么情况下会成为致病因素？

七情是指喜、怒、忧、思、悲、恐、惊七种情志变化。若七情以喜、怒、思、悲、恐为代表，又称为五志。七情（或五志）是人体对于客观事物的不同情志反应。

一般的情志刺激，不会致病。只有突然或强烈或长期持久的情志刺激，超过了人体的适应能力时，才会成为致病因素。

235. 七情有哪些致病特点？

七情的致病特点有三方面：直接伤及脏腑；影响脏腑气机；情志剧烈波动，可加重病情。

236. 七情可伤及哪些脏腑？

七情过极，可以反伤本脏（或称自伤），即怒伤肝、喜伤心、思伤脾、悲伤肺、恐伤肾。

但并非是绝对的，七情损伤内脏，也可出现另外两种情况：一是多种情志伤及同一脏，如各种情志过极，均可伤及心，心神受损则又可影响其他脏腑；二是一种情志可以伤及多个脏腑，如暴怒伤肝，肝气又可横逆犯脾胃。

临床实践表明，情志所伤的疾病，尤以肝、心、脾多见。

237. 七情对气机有何影响？

七情影响脏腑气机的一般规律是：怒则气上，喜则气缓，悲则气消，恐则气下，惊则气乱，思则气结。

怒则气上，系指大怒伤肝，使肝气上逆，血随气涌，可出现面红目赤、头晕头痛、咯血，甚至突然昏倒等症状。

　　喜则气缓，系指过喜伤心，使心气涣散，神不守舍，可出现乏力、懈怠、精神不集中，甚至失神狂乱等症状。

　　悲则气消，系指悲忧伤肺，使肺气耗散，可出现神疲乏力、气短胸闷等症状。

　　恐则气下，系指恐惧伤肾，使肾气不固，气泄于下，可出现二便失禁、遗精等症状。

　　惊则气乱，系指惊恐伤心，使心气紊乱，可出现心悸、惊恐不安等症状。

　　思则气结，系指思虑伤脾，使脾气郁结，可出现食少纳呆、脘腹胀满、便溏等症状。

238. 七情会引起病情加重吗？

　　临床实践表明，在许多疾病演变、发展过程中，由于情志的剧烈波动，可使病情加重或急剧恶化，甚至死亡。如心脉痹阻之真心痛，过喜使心气涣散，突发心前区剧烈疼痛；肝气犯胃之胃脘痛，每因情志不遂而加重；肝阳上亢之高血压，大怒可使肝阳暴涨而发生中风。

（二）劳逸

239. 什么是过劳？

　　过劳是指劳力过度、劳神过度和房劳过度三方面的内伤性病因。

240. 什么叫劳力过度？劳力过度会引起什么后果？

　　劳力过度是指长期的体力劳动过度。劳力过度对人体的影响主要体现在耗气和伤形二方面。

　　（1）耗气

　　劳力过度耗伤人体的气，久之则积劳成疾。由于肺为气之主，脾为气之源，所以劳力过度尤易耗伤肺脾之气。常见神疲乏力、少气懒言、汗出气喘等症状。

　　（2）伤形

　　劳力过度会损伤筋骨、肌肉和关节等形体组织。如久立伤骨；久行伤筋等。

241. 什么叫劳神过度？劳神过度对人体的影响是什么？

　　劳神过度是指长期的思虑过度。

　　劳神过度则损伤心脾。由于心藏神，脾主思，所以劳神过度易耗伤心血，损伤脾气，久之则心脾两虚，出现心悸、健忘、失眠、多梦、纳少、腹胀、便溏等症状。

242. 什么是房劳过度？房劳过度对人体的影响是什么？

　　房劳过度是指长期的房事过度。

　　房劳过度则伤肾。由于肾精宜闭藏而不宜过度外泄，所以房劳过度，耗伤肾精，久之则肾精亏损，出现腰膝酸软、眩晕耳鸣、生殖机能减退、须发早白等症状。

243. 什么是过逸？过逸对人体有害吗？

　　过逸是指长期没有参加体力劳动和体育运动。过度安逸，气机不畅，可导致全身脏腑功能减退，尤其是脾胃功能减退，出现食少神疲、肢体软弱、或虚胖臃肿、动则气喘、心悸汗出等症状。

（三）饮食

244. 什么是饮食失宜？

　　饮食失宜是指饥饱失常、饮食不洁、饮食偏嗜等内伤病因。

245. 饮食不洁对人体的影响是什么？

　　（1）可致胃肠疾病

　　进食不洁食物可引起多种胃肠疾病，如痢疾、腹泻、腹痛等。

（2）可引起寄生虫病

进食不洁饮食物也可引起多种寄生虫病，如蛲虫、蛔虫、绦虫等，出现腹痛、嗜食异物、面黄肌瘦等。

（3）可引起中毒

若进食腐败变质的或有毒食物，则可引起中毒，表现为腹剧痛、吐泻、甚至昏迷死亡。

246. 饥饱失常对人体的影响是什么？

（1）过饱则损伤脾胃，又可聚湿、生痰、化热

暴饮暴食，超过胃纳脾化的能力，则可导致饮食停滞，脾胃受损，出现脘腹胀满、嗳腐吞酸、厌食吐泻等；食积日久，既可郁而化热，又可聚湿生痰，酿成疳积。

（2）过饥则致气血虚少，继发他病

饮食摄入不足，气血化源不足，久之则可导致气血虚弱，抵抗力下降，而继发其他疾病。

247. 饮食偏嗜对人体的影响是什么？

（1）偏嗜寒凉则内生寒湿，偏嗜燥热则肠胃积热

饮食偏寒或偏热会导致阴阳失调而发病。过食生冷寒凉之品，可损伤脾胃阳气，而生寒湿，产生腹痛、泄泻等症；过食辛温燥热之品，可致胃肠积热，出现口渴、口臭、腹痛、腹胀、便秘或酿成痔疮、便血等。

（2）偏嗜五味则偏伤五脏

五味能养五脏，五脏精气由饮食五味所化生。五味亦能伤五脏，犹水载舟亦能覆舟，若长期偏嗜某食物则可使相应脏腑机能偏亢，破坏五脏的平衡协调而发病。如多食苦味则心盛而乘肺，会使皮肤干燥而毫毛脱落；过食辛味的食物，则肺盛乘肝，会使筋脉拘急而爪甲枯槁；过食酸味食物，则肝盛乘脾，会使皮肉坚厚皱缩，口唇干薄而掀起；过食甘味的食物，则脾盛乘肾，会使骨骼疼痛而头发脱落。

三、病理产物性病因

248. 什么是病理产物性病因？

由病理产物作用于人体而形成的致病因素，称为病理产物性病因。

疾病过程中，原因和结果是可以相互转化的。病理产物是在某种病因作用下，导致脏腑功能失调的结果，但这些病理产物形成之后，又反过来成为新的病证发生的原因。

（一）痰饮

249. 什么是痰饮？痰和饮的区别是什么？

痰饮是局部水液代谢障碍所形成的病理产物性病因。一般以稠浊者为痰，清稀者为饮。痰和饮同类而异名，故常并称。

250. 什么是"有形之痰饮"和"无形之痰饮"？

有些痰饮视之有质、触之有形、听之有声，这类痰饮称之为"有形之痰饮"；有些痰饮无质、无形、无声，临床上通过所表现的症状推知，并且能够得到辨证论治的印证，这类痰饮称为"无形之痰饮"。无形之痰饮，由于部位隐伏，掩盖了其质、形、声，虽言"无形"，实则有形。

251. 痰饮共同的致病特点是什么？

痰和饮是有形的病理产物，其致病的共同特点如下。

（1）阻滞气机

痰饮一旦形成，可阻滞气机的升降，影响气血运行和脏腑经络的生理功能。痰饮阻滞的部位不同，临床表现也多种多样。

（2）可出现滑腻苔和弦滑脉

252. 痰的致病特点是什么？

痰可随气升降流行，变生诸证。痰阻于肺，则咳喘咯痰；痰阻于心，则胸闷心悸；痰迷心窍，则神昏、痴呆；痰火扰心，则发为癫狂；痰停于胃，则呕吐恶心、脘腹胀满；痰在经络筋骨，则可致瘰疬、痰核、阴疽、流注、肢体麻木、半身不遂等；痰浊犯头，则可眩晕头痛；痰凝于咽喉，则发为"梅核气"。

253. 饮的致病特点是什么？

饮多留积于胸胁、胸膈、胃肠和肌肤。饮在胃肠，则肠中沥沥有声；饮在胸胁，则胸胁胀满，咳唾引痛；饮在胸膈，则胸闷、喘咳、不能平卧；饮在四肢，则水肿、身体疼重。

（二）瘀血

254. 什么叫瘀血？

瘀血是指血液凝聚停滞所形成的病理产物性病因。瘀血包括离经后积于体内的血，脏腑及经脉中不畅或停滞的血。瘀血既是疾病过程中形成的病理产物，又是某些疾病的致病因素。

255. 瘀血的致病特点是什么？

瘀血作用于人体可产生如下特异性的临床表现。

（1）疼痛

一般多为刺痛，疼痛固定不移，拒按，夜甚昼轻。这是由于瘀阻经脉，不通则痛。

（2）肿块

肿块固定不移，在体表可见局部青紫肿胀，体内多为质硬之癥块，由于瘀阻内结，久积而成。

（3）出血

血色多呈紫暗或夹有瘀块。这是由于瘀阻脉络，血不循常道而外溢。

（4）其他特异症状

面部、口唇青紫；舌质紫暗，或舌质有瘀点、瘀斑，或舌下静脉曲张等。久瘀可见面色黧黑，或肌肤甲错，或红丝赤缕，或腹部青筋暴露。

四、其 他 病 因

256. 常见的外伤有哪几种？

常见的外伤包括创伤（如金刃、枪弹所伤）、跌打损伤、持重努伤、冻伤、烧伤、烫伤。

257. 创伤、跌打损伤、持重努伤的致病特点是什么？

创伤、金刃伤、跌打损伤、持重努伤的致病特点如下。

直接伤及五体和脏腑。轻则引起皮肤、肌肉瘀肿，脉断，出血，骨折，脱臼等；重则损伤脏腑，或出血过多，引起昏迷、抽搐，甚至死亡。

258. 冻伤的致病特点是什么？

（1）局部冻伤则患处血瘀

局部冻伤好发于手足、面颊、耳廓、鼻尖等易受冻部位。初起皮肤苍白、冷麻，继而肿胀青紫，痛痒灼热或产生水疱，疱破后形成糜烂溃疡。

（2）全身冻伤则损伤人体阳气

在严寒环境下，阴寒过盛，损伤阳气，使人体失去阳气的温煦作用。初受冻时出现寒战、皮肤苍白冰冷，继续受冻则体温下降、关节肌肉僵硬、活动困难、逐渐昏迷、呼吸减弱、脉迟细，最后导致死亡。

259. 烧烫伤的致病特点是什么？

轻者损伤肌肤，患处红、肿、热、痛，或起水疱，剧痛；重者损伤肌肉筋骨，痛觉消失，创面坚硬如皮革样，蜡白、焦黄或炭化。严重烧烫伤，创面过大者，除有局部症状外，还有烦躁、发热、口渴、尿少、尿闭等症，甚至亡阴亡阳而死亡。

第二节 基本病机

260. 什么叫基本病机？

病机是指疾病发生、发展变化和转归的机理。

基本病机是指疾病发生、发展变化和转归过程中共性的机理。由于疾病种类繁多，各种疾病发生、发展变化和转归机理也千差万别，但总能以正邪斗争、阴阳失调和气血津液失常等基本病机来概括。

一、疾病发生病机（发病原理）

261. 什么叫发病？

人体从健康（阴阳平衡）状态变为疾病（阴阳失调）状态，称为发病。

262. 什么叫正气？什么叫邪气？它们在发病过程中各起何作用？

正气是指人体的机能活动和抗邪、康复能力。邪气是指各种致病因素。

发病与否，是一定条件下正气与邪气斗争的反映。

（1）正气不足是发病的内在依据

人体的正气在发病过程中是起主导作用的。因为只要正气充足，卫外固密，则邪气难以侵犯人体，疾病无从而生。

（2）邪气是发病的重要条件

在正气相对不足的情况下，邪气入侵则是疾病发生的重要条件。在某些特殊的情况下，邪气也可在发病中起主导作用。如疠气，无论老少强弱均可致病。

二、疾病发展、变化过程中的病机

（一）正邪盛衰与疾病的发展、变化

263. 正邪盛衰与疾病的虚实有什么关系？

（1）邪气偏盛则为实证

在疾病发展变化过程中，如果以邪气盛为主要矛盾方面则为实证。实证的病机特点是：正气未衰，邪正剧争，出现一系列有余的病理反应，如患者体质壮实、壮热、烦躁、声高气粗、腹痛拒按、脉实有力等。实证常见于外感六淫致病的初期和中期，或由于痰、食、水、瘀血等滞留于体内而引起的痰涎壅盛、食积不化、水湿泛滥、瘀血阻滞等病变。

（2）正气不足则为虚证

在疾病发展变化过程中，如果以正气亏损为主要矛盾方面则为虚证。虚证的病机特点是：正气衰弱，抗邪无力，出现一系列不足的病理反应。如患者体质虚弱、神疲乏力、潮热盗汗或畏寒肢冷、脉虚无力等。虚证，多见于素体虚弱或疾病的后期，以及多种慢性病证，如大病、久病，或大汗、吐利、大出血等耗伤人体的正气之病均属于虚证的范围。

264. 邪正盛衰与疾病的发展阶段有什么关系？

疾病所经历的过程，典型者一般可分为四个阶段，四期的衍变过程是正气与邪气斗争的反映。

（1）潜伏期

潜伏期是从邪气侵入人体到出现临床症状的时间。此期病机为邪气不盛而伏匿于体内，正能抗邪。

（2）发病期

发病期是从症状开始出现到疾病的现象全部暴露出来的一段时间。此阶段病机为邪气犯表，正气起而抗邪。

（3）明显期

明显期是疾病过程中的高潮期。病机为邪气入里，邪正剧争。

（4）恢复期

恢复期是疾病即将痊愈的时期。此期的病机是邪去正安。

（二）阴阳盛衰与疾病的发展变化

265. 阴阳失调主要有哪几种病理状态？

人体在生理状态下，阴阳处于动态平衡之中（见图4-1）。阴阳失调的病理状态主要有：①阴和阳的偏盛，即阴偏盛和阳偏盛；②阴和阳的偏衰，即阴偏衰和阳偏衰；阴和阳的互损，即阴损及阳和阳损及阴；③阴和阳的相互格拒，即阳盛格阴和阴盛格阳；④阴和阳的亡失，即亡阴和亡阳；⑤机体生命活动终止时的阴阳离决。

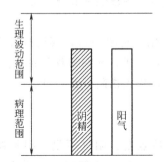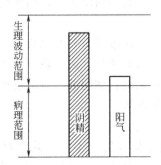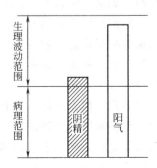

图 4-1　阴阳动态平衡示意图

阴阳偏盛

266. 什么是阴阳偏盛？阴阳偏盛与疾病的寒热性质有何关系？

阴阳偏盛是指在疾病过程中以邪气有余为主要矛盾方面的病理变化。在分析疾病发展过程中的病机时，如果从邪气分为阴邪和阳邪角度出发，疾病可分为实热证和实寒证两大类。

（1）阳偏盛则为实热证

阳偏盛是指疾病发展过程中，以阳邪偏盛为主要矛盾方面的病理变化（见图4-2）。阳偏盛则表现为实热证。实际上，在阳偏盛的病证中，阴精会有不同程度的损伤。实热证的病机特点是：阳邪偏盛，阴精未虚（即损伤在正常范围之内）。实热证常见壮热、面赤、舌红苔黄、脉数有力症状。其形成原因，多由于感受温热阳邪；或虽感受阴邪但从阳而化热；或由于情志内伤，五志过极而化火；或由于气滞、血瘀、食积等郁而化热所致。

（2）阴偏盛则为实寒证

阴偏盛是指在疾病过程中，以阴邪偏盛为主要矛盾方面的病理变化（见图4-3）。阴偏盛则表现为实寒证。与阳偏盛的病机相似，阴偏盛的病证中，阳气也会有不同程度的损伤。实寒证的病机特点是：阴邪偏盛，阳气未虚（即损伤在正常范围内）。实寒证常见畏寒肢冷、面白、舌淡苔白，脉迟有力等症状。其形成的主要原因，多由感受寒湿等阴邪；或过食生冷，寒滞中阻，阳受阴制，阳气的温煦功能减退，而致阴寒内盛所致。

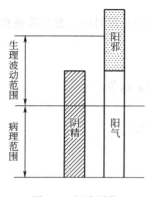

图 4-2　阳盛则热

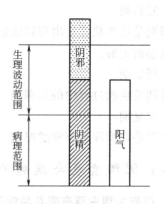

图 4-3　阴盛则寒

阴阳偏衰

267. 什么是阴阳偏衰？阴阳偏衰与疾病的寒热性质有何关系？

阴阳偏衰是指在疾病过程中，以正气不足为主要矛盾方面的病理变化。在分析阴阳偏衰的病机时，如果从阴精不足和阳气不足的角度出发，则疾病可分为虚热证和虚寒证。

（1）阴偏衰则为虚热证

阴偏衰是指阴精（包括精、血、津液等）不足的病理变化（见图4-4）。其病机特点是：阴精不足，阴不制阳。虚热证常见五心烦热、潮热盗汗、舌红少津、脉象细数等症状。形成阴虚的原因很多，其中主要的有：阳邪耗伤阴液；五志过极，化火伤阴；劳心过度，阴血暗耗；久病导致的精血不足、津液枯涸等。

（2）阳偏衰则为虚寒证

阳偏衰是指阳气不足的病理变化（见图4-5）。其病机特点是：阳气不足，阳不制阴。虚寒证常见畏寒肢冷、面色苍白、舌淡苔白、脉迟无力等症状。形成阳偏衰的主要原因有：先天禀赋不足，或后天饮食失养，或劳倦内伤，或久病损伤阳气等。

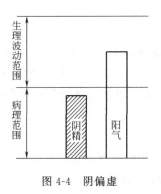

图 4-4　阴偏虚

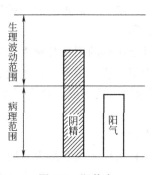

图 4-5　阳偏虚

268. 什么是阴阳互损？阴阳互损与阴阳两虚证有何关系？

阴阳互损是指在阴或阳任何一方虚损的前提下，进一步损伤相对的一方而引起的病理变化（见图 4-6）。在阴精虚损的基础上，继而导致阳气虚损，称为阴损及阳；在阳气虚损的基础上，继而导致阴精虚损，称为阳损及阴。

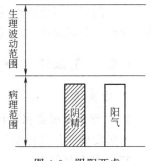

图 4-6　阴阳两虚

阴阳互损则为阴阳两虚证。其病机是：阴精或阳气亏损，累及对方无以化生和依附，从而形成阴阳两虚的病理状态。

阴阳格拒

269. 什么是阴阳格拒？其病机是什么？

阴阳格拒，是阴阳失调病机中比较特殊的一类病机，包括阴盛格阳和阳盛格阴。其主要机理是由于某些原因引起阴或阳的一方偏盛至极，壅遏于内，从而将另一方排斥于外，迫使阴阳之间不相维系，出现阴盛于内，格阳于外，或阳盛于内，格阴于外的阴阳格拒的病理变化。

270. 阴阳格拒与疾病的寒热真假有何关系？

阴阳格拒，会产生真寒假热和真热假寒的复杂病理反应。

（1）格阳则为假热证

阴盛格阳，是指阴寒过盛，格拒阳气于外的病理变化。其病机是：阴寒之邪壅遏于内，逼迫阳气浮越于外，从而在临床上可出现真寒假热的复杂现象。一方面可见面红，烦热，口渴，脉大等假热之象，仔细审辨，则可见面红如妆或游移不定，身虽烦热，不恶热而喜近衣被，口虽渴，喜热饮而饮量不多，脉虽大，但按之无力。另一方面又可见形寒喜暖，四肢厥冷，尿清便溏等阴寒盛极之真象。

（2）格阴则为假寒证

阳盛格阴，是指阳热过盛，格拒阴寒于外的病理变化。其病机是：邪热盛极，深伏于里，阳气被遏，郁闭于内，不能外达于肢体，从而出现真热假寒的复杂现象。一方面可见四肢厥冷，脉象沉伏等假寒之象，细审之，则四肢虽厥，反不恶寒而恶热，不欲近衣被或欲揭衣被，脉虽沉但按之有力。另一方面又可见高热，恶热，烦渴喜饮，便干溲赤，脉数等阳热盛极之真象。

阴阳亡失

271. 什么是阴阳亡失？

阴阳亡失，包括亡阴和亡阳。是指机体的阴液或阳气突然大量地丧失，从而导致全身机能突然严重衰竭，生命垂危的一种病理状态。

（1）亡阴

亡阴是指机体的阴精突然大量脱失而致全身机能严重衰竭的病理变化。亡阴的形成，多由于邪热炽盛，或久留不去，大量煎耗人体阴液所致；亦可由于其他因素大量耗损人体阴液（如汗、下过度）而形成。亡阴可见烦渴、气喘、手足温而汗出如油如珠等严重外脱不守的症状。

（2）亡阳

亡阳是指机体阳气突然大量脱失而致全身机能严重衰竭的病理变化。亡阳的形成，多由于邪气亢盛，正不敌邪，阳气突然脱失；或素体阳虚，疲劳过度；或过用汗法，汗出过多，阳随阴泄，阳气外脱；或慢性消耗性疾病，阳气严重损耗，虚阳外越等所致。

272. 亡阴和亡阳是怎样相互影响的？

机体的阴和阳之间存在着互根互用的关系。一般来说，亡阴，则阳必无所依附而散越；亡阳，则阴必无以化生而耗竭。所以，亡阴可迅速导致亡阳；亡阳亦可继而出现亡阴，最终都可导致"阴阳离决，精气乃绝"，生命活动终止而死亡的结果。

（三）气血津液失常与疾病的发展变化

气的失常

273. 疾病发展变化过程中气的失常有哪些？

疾病发展变化过程中气的失常包括气虚和气机失调两方面。

274. 什么是气虚？

气虚是指气的不足导致的病理变化。气虚的病机是气的推动、温煦、固摄、气化、防御等功能失职。气虚常见神疲乏力、少气懒言、眩晕、自汗、易于感冒等。

275. 什么是气机失调？气机失调主要有哪些？

气机失调是指气的升降出入失常而引起的病理变化。气机失调的病机可概括为气滞、气逆、气陷、气闭、气脱等几方面。

① 气滞：气滞是指气机不畅引起的病理变化。气滞可见胀满、疼痛，甚则血瘀、水停，形成瘀血、痰饮等病理产物。临床以肝郁气滞、脾胃气滞多见。

② 气逆：气逆是指气机上升过强或下降不及引起的病理变化。临床以肝、肺、胃气逆多见。

③ 气闭：气闭是指气机出入受阻引起的病理变化。气闭可见呼吸困难，面青唇紫、四肢厥逆、突然昏倒、不省人事等。

④ 气陷：气陷是指气机上升不足或下降过甚引起的病理变化。气陷是由气虚发展而来的，与脾气虚关系密切。气虚可引起内脏下垂，并伴有腰腹重坠、便意频频、神疲乏力、语声低微、脉弱无力等。

⑤ 气脱：气脱是指气不内守而大量外逸引起的病理变化。气脱可见面色苍白、汗出不止、目闭口开、二便失禁、脉微欲绝等。

血的失常

276. 疾病的发展变化过程中血的失常有哪些？

血的失常包括血虚、血瘀和血热等病理变化。

（1）血虚是指血液不足引起的病理变化。其病机是全身或局部失养，功能减退。

（2）血瘀是指血液运行停滞或不畅引起的病理变化。其病机是血行不畅，阻滞气机，局部产生病变和失于濡润。

（3）血热是指血分有热、血流加快引起的病理变化。其病机是热迫血流加快，甚至妄行。

津液失常

277. 疾病的发展变化过程中津液代谢失常有哪些？

疾病发展过程中，津液代谢失常主要有津液的亏损和津液输布、排泄障碍。

278. 什么是津液亏损？

津液亏损是指津液不足引起的病理变化。其病机是津液不足，脏腑、孔窍、皮毛等失于濡润。

津和液在性状、分布生理功能等方面均有所不同，因此津不足和液不足的病机及临床表现也有差异。如夏日多汗，或高热而口渴引饮；气候干燥季节，常见口、鼻、皮肤干燥；大吐、大泻、多尿时所出现的目陷、螺瘪，甚至转筋等，均属于伤津为主的临床表现。如热病后期或久病伤阴，出现的舌光红无苔或少苔，唇舌干燥而不引饮，形瘦肉脱，肌肤毛发枯槁，手足蠕动等，均属于阴液枯涸及动风的表现。

279. 什么是津液输布障碍？其病机是什么？

津液的输布障碍，是指津液得不到正常的输布，导致津液在体内布散流行迟缓，或在体内某一局部发生滞留的病理变化。其病机是：肺、脾、肾和三焦功能失职，津液布散迟缓，水湿内生，停留于局部或成痰，或成饮，或成水肿。

280. 什么是津液排泄障碍？其病机是什么？

津液排泄障碍，是指津液转化为汗和尿的功能减弱，使水液停留而成为水肿的病理变化。其病机是，肾的气化功能和肺的宣发功能失职，尿、汗排泄障碍，水液潴留而为水肿。

三、疾病的转归病机

281. 什么叫疾病的转归？

疾病的转归是指疾病发展变化的最终结局。主要包括痊愈、死亡、缠绵和后遗四种情况。

282. 疾病为什么会痊愈？痊愈的病机是什么？

痊愈是指疾病的病理变化完全消失的状态。疾病之所以能够痊愈，是因为除了依靠正气的抗病、康复能力之外，及时、准确、积极的治疗也是十分重要的。疾病痊愈的病机是：正盛邪退，阴阳恢复平衡。

283. 疾病为什么会引起死亡？死亡的病机是什么？

死亡是指机体生命活动终止。死亡可分为生理性死亡（自然死亡）、病理性死亡和意外死亡。因为各种疾病造成的死亡，称为病理死亡。

死亡的发生大致经历三个阶段。一是临终期（又称濒死状态），此期的病机是阴阳出现离决之势；临床表现为意识模糊或消失、反应迟钝、循衣摸床、撮空理线、呼吸微弱、脉微欲绝。二是临床死亡期（又称可逆死亡阶段），此期的病机是精气衰败已极，仅部分脏腑残存极弱的功能活动；临床以呼吸、心跳停止为标志。如及时救治，尚能复活。三是生物学死亡期（又称不可逆死亡阶段），此期的病机是阴阳离决，不可再复。临床表现为目睛混浊，神志、体温、脉搏、呼吸、心跳全无。

284. 疾病为什么会缠绵难愈？

疾病缠绵是病机过程转化为慢性的表现。疾病缠绵的病机是正虚邪恋。

缠绵状态下，正邪双方势均力敌，正气不能祛邪外出，邪气亦不能深入内传，从而局限于相对稳定的状态。其临床特点是症状不甚剧烈，但疾病持久不愈。

缠绵作为疾病的一种结局，一方面其病变具有一定的稳定性；另一方面又存在着不稳定性，可因调摄、治疗不当，使病情加重或恶化，也可通过积极地治疗，打破缠绵的病理僵局，争取疾病向痊愈和好转的方向转化。

285. 疾病后遗症？它与缠绵有什么不同？

后遗又称后遗症，是指病理过程基本结束，残留有疾病所造成的组织器官的损伤或功能障碍而不可自复。后遗的病机是邪去而正未复。

疾病的后遗和缠绵是不同的。后遗是病因和病理过程的终结。缠绵是疾病本身迁延或慢性过程，是疾病的自然延续。

第三节　四　诊

286. 四诊是指什么？

四诊是指中医用来了解、获取病情的基本方法，包括望、闻、问、切四个方面的内容，合称"四诊"。

一、望　诊

287. 何谓望诊？望诊包括哪些内容？

望诊是医生运用视觉对病人体外表现情况及其分泌排泄物进行有目的的观察，以了解人体健康状况或病变情势的一种诊察方法。

望诊的内容主要包括全身望诊（如望神、望色、望形、望态等）、局部望诊（如望头颈、五官、九窍、皮肤、二阴等）、望舌（望舌体、舌苔）、望小儿指纹络脉、望分泌和排出物等。

（一）望神

288. 得神的临床表现是怎样的？其临床意义是什么？

得神又称"有神"，其主要临床表现为：神志清楚，语言清晰，面色荣润含蓄，表情丰富自然，目光明亮，反应灵敏，动作灵活，体态自如，呼吸平稳，肌肉不削。得神提示机体精气充盛，体健神旺；在病中，则为虽病而精气未伤，病情轻浅易治，预后良好。

289. 假神的临床表现是怎样的？其临床意义是什么？

假神的表现是：久病重病之人，本已失神，但突然精神转佳，目光转亮，言语不休，想见亲人；或原本语声低微断续，忽而响亮起来；或原本面色晦暗，突然颧泛红如妆；或原本毫无食欲，忽然食欲增强。假神常为危重病人临终前的征兆。假神与久病重病之人病情好转应加以区别。一般假神多见于危重病人，病人局部症状的突然"好转"，与整体病情的恶化不相符合，且为时短暂，病情很快恶化。久病重病好转时，其精神好转是逐渐的，并与整体状况好转相一致，如饮食渐增，面色渐润，身体功能渐复等。

290. 少神的临床表现是怎样的？其临床意义是什么？

少神又称"神气不足"，其主要临床表现为：精神不振，两目晦滞，目光乏神，面色少华，暗淡不荣，健忘困倦，声低懒言，思维迟钝，倦怠乏力，动作迟缓等等，是轻度失神的表现，与失神状态只是程度上的区别。它介于有神和无神之间。

其主要临床意义是：提示机体精气不足，脏腑机能减退，常见于虚证患者或为疾病恢复期病人。

291. 失神的临床表现是怎样的？其临床意义是什么？

失神又称"无神"，是精亏神衰或邪盛神乱的重病表现，可见于久病虚证或邪实的病人。

1. 精亏神衰（脱证）而失神：临床表现为精神萎靡，言语不清，两目晦暗，目光无彩，面色无华，意识模糊，反应迟钝，手撒尿遗，骨肉脱尽，形体羸瘦。提示机体精气大伤，脏腑机能严重衰减，多见于慢性久病重病之人，预后不良。

2. 邪盛神乱（闭证）而失神：临床表现为神昏谵语，循衣摸床，撮空理线，或卒然昏倒，两手握固，牙关紧闭。提示机体邪气亢盛，热扰神明，邪陷心包；或肝风夹痰浊蒙蔽清窍，阻闭经络。皆属于机体功能严重障碍，多见于急性病人，亦属病重，预后不良。

（二）望面色

292. 望面色的内容是什么？

望面色就是医者观察患者面部颜色与光泽的一种望诊方法。颜色就是色调变化，光泽则是明度变化。古人把颜色分为五种，即青、赤、黄、白、黑，称为五色诊。五色诊的部位既有面部，又包括全身，所以面部五色诊和全身五色诊称望色，但由于五色的变化，在面部表现最明显，因此，常以望面色来阐述五色诊的内容。

293. 面部的常色是怎样的？

常色是指健康人皮肤的色泽，其特点是明润、含蓄，明润即面部皮肤光明润泽，提示人体精充神旺、气血津液充足、脏腑功能正常。含蓄即面色红黄隐隐，见于皮肤内而又不是特别显露，提示胃气充足、精气内含而不外泄。常色又有主色、客色之分。

（1）主色

所谓主色，是指人与生俱来，一生不变的基本肤色、面色，属个体素质，终身基本不变。由于民族、禀赋、体质不同，每个人的肤色不完全一致。我国人民属于黄色人种，一般肤色都呈微黄，所以古人以微黄为正色。其特点为红黄隐隐，明润含蓄。

（2）客色

因外界因素（如季节、昼夜、气候等）的不同，或生活条件的差别而微有相应变化的正常面色或肤色叫做客色。例如，随四时、昼夜、阴晴等天时的变化，面色亦相应改变。再如，由于年龄、饮食、运动、起居、寒暖、情绪等等变化，也可引起面色的变化，也属于客色。客色属于常色范围，因而仍具有明润、含蓄等基本特征。

294. 什么是面部病色？常见的病色有哪些？

病色是指人体在疾病状态时的面部颜色与光泽，可以认为除上述常色之外，其他一切反常的颜色都属病色。病色的特点是晦暗、暴露。晦暗即面部皮肤枯槁而无光泽，是脏腑精气已衰，胃气不能上荣的表现；暴露即某种面色异常明显地显露于外，是病色外现或真脏色的表现。

常见病色有青、赤、黄、白、黑五种。

295. 面部的五色主病是怎样的？

现将五色主病分述如下。

① 青色：主寒证、痛证、瘀血证、惊风证、肝病。

② 赤色：主热证。

③ 黄色：主脾虚证、湿证。

④ 白色：主虚证（包括血虚、气虚、阳虚等）、寒证、失血证。

⑤ 黑色：主肾虚证、水饮证、寒证、痛证及瘀血证。

（三）望形态

296. 什么是望形体？常见形体的临床意义是什么？

望形体是指观察病人的强弱胖瘦等情况。

体强：即体质强壮。表现为骨骼粗大，胸廓宽厚，肌肉充实，皮肤润泽。同时精力充沛，食欲旺盛，说明体魄强壮，内脏坚实，气血旺盛，抗病力强，有病易治，预后较好。

体弱：即体质衰弱。表现为骨骼细小，胸廓狭窄，肌肉瘦削，皮肤枯槁。同时精神不振，食少乏力。说明体质虚衰，内脏脆弱，气血不足，抗病力弱，有病难治，预后较差。

体胖能食，肌肉坚实，神旺有力者，多属形气有余，是精气充足、身体健康的表现；体胖食少，肉松皮缓，神疲乏力者，多属形盛气虚，是阳气不足、多痰多湿的表现，易患痰饮、中风等病，即"肥人多湿"。

形瘦食多，属中焦有火；体瘦食少，属中气虚弱；形瘦颧红，皮肤干焦者，多为阴血不足、内有虚火的表现，易患肺痨等病，即"瘦人多火"。

297. 什么是望姿态？如何从望姿态来对疾病作基本判断？

望姿态主要是观察病人的动静姿态、异常动作及与疾病有关的体位变化。

望姿态的一般规律是"动为阳，静为阴"。患者喜动多言，卧时转侧自如，仰面伸足，面常向外、常揭衣被、不欲近火等，多为阳证、实证、热证；患者喜静少言，卧时转侧不自如，蜷缩一团，面常向内、喜加衣被、欲近火等，多为阴证、虚证、寒证。

（四）望舌

298. 什么是舌诊？

舌诊是通过观察病人舌质和舌苔的变化以诊察疾病的方法。是望诊的重要内容，是中医诊法的特色之一。历代许多医家都将望舌作为中医辨证的一个重要组成部分。

299. 舌诊的原理是什么？

五脏六腑皆直接或间接地与舌通，其精气皆可上荣于舌，故通过观察舌象变化可以测知内在脏腑的病变。舌虽为人体五官之一，但却与内在脏腑经络有着密切的联系，舌为心之苗；舌为脾之外候，足太阴脾经连舌本散舌下，舌居口中司味觉；手少阴心经之经别系舌本，足太阴脾经连舌本散舌下；肝藏血、主筋，足厥阴肝经络舌本；肾藏精，足少阴肾经循喉咙、夹舌本；足太阳膀胱经经筋结于舌本；肺系上达咽喉与舌根相连。其他脏腑组织也由经络沟通，直接或间接地与舌产生联系。

300. 舌的不同部位是如何对应不同脏腑的？

舌面分候不同脏腑，其基本规律是：上以候上，中以候中，下以候下。

心肺居上，故以舌尖主心肺；脾胃居中，故以舌中部主脾胃；肾位于下，故以舌根部来主肾；肝胆居躯体之侧，故以舌边主肝胆，左边属肝，右边属胆（见图4-7）。这种说法一般多用于对内伤杂病的诊断。

301. 什么是舌质？望舌质包括哪些内容？

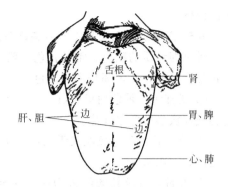

图4-7 舌诊分候脏腑图

舌质，即舌的本体，故又称舌体，是舌的肌肉和脉络组织，为脏腑气血之所荣，故诊察舌质可以了解人体脏腑虚实与气血盛衰，对判断疾病的轻重和预后有重要意义。

望舌质主要内容包括观察舌色、舌的形质、动态及舌下脉络四个部分。其中舌色即舌质的颜色，一般分为红、淡红、淡白、绛、青、紫六种；舌形即指舌的形状，主要包括舌的老嫩、胖瘦、点刺、裂纹等方面的特征；舌态即指舌的动态，正常情况下应伸缩自如，运动灵活，常见病理性舌态包括痿软、强硬、短缩、吐弄、颤动等；舌下脉络主要观察其长度、形态、色泽、粗细、舌下小血络等变化。

302. 什么是舌苔？望舌苔包括哪些内容？

舌苔，是指舌头表面的一层薄白的苔状物，是由脾胃之气蒸化胃中食浊至舌面而产生。

望舌苔主要包括望苔质与望苔色两个部分。其中苔质包括舌苔的质地、形态，主要观察舌苔的厚薄、润燥、腻腐、剥落、真假等方面的改变；苔色的变化主要有白苔、黄苔、灰黑苔三类。

303. 正常人的舌象是怎样的？

正常舌象，简称"淡红舌、薄白苔"。具体说，其舌体柔软，运动灵活自如，颜色淡红而红活鲜明；其胖瘦老嫩大小适中，无异常形态；舌苔薄白润泽，颗粒均匀，薄薄地铺于舌面，揩之不去，其下有根与舌质如同一体，干湿适中，不黏不腻等。

304. 常见的舌形有哪些？其临床意义是什么？

舌形是指舌体的形状，常见有老嫩、胖瘦、裂纹、芒刺、齿痕等异常变化。

① 苍老舌：舌质纹理粗糙或皱缩，坚敛而不柔软，舌色较暗者，谓苍老舌。不论舌色苔色如何，舌质苍老者都属实证。

② 娇嫩舌：舌质纹理细腻，其色娇嫩浅淡，其形多浮胖，谓娇嫩舌。不论舌色苔色如何，舌质娇嫩者多主虚证。

③ 胖大舌：分胖大舌和肿胀舌两种。舌体较正常舌大，甚至伸舌满口，或有齿痕，称胖大舌。舌体肿大，胀塞满口，不能缩回闭口，称肿胀舌。胖大舌，多因水饮痰湿阻滞所致；肿胀舌，多因热毒、酒毒、痰湿热毒致气血上壅，舌体肿胀，多主热证或中毒病证。

④ 瘦薄舌：舌体比正常舌瘦小而枯薄者，称为瘦薄舌。多因气血阴液不足，不能充盈舌体所致，主气血两虚、阴虚火旺。

⑤ 芒刺舌：舌面上有舌乳头，若舌乳头突起如刺状，摸之棘手，称为芒刺舌。多因邪热亢盛所致，芒刺越多，邪热愈甚。

⑥ 裂纹舌：舌面上出现有各种形状的裂纹、裂沟，裂沟中并无舌苔覆盖者，称裂纹舌。若舌色红绛而有裂纹，多为热盛伤津，阴精亏损；若舌色淡白而有裂纹，常为血虚舌失所养所致。

⑦ 齿痕舌：舌体边缘有牙齿压迫的痕迹，故称齿痕舌。齿痕常与胖嫩舌同见，主脾虚、

水湿内盛等。

305. 常见的舌色有哪些？其临床意义是什么？

舌色即舌质的颜色。常见舌色一般可分为淡白、淡红、红、绛、紫、青几种。除淡红色为正常舌色外，其余都是主病之色。

① 淡红舌：舌色白里透红，不深不浅，淡红润泽，为正常舌色；若见于疾病时，为病情轻浅或疾病转愈之佳兆。

② 淡白舌：舌色较淡红舌浅淡称为淡白舌；若舌色白，甚至全无血色，为枯白舌，主气血两虚、阳虚。

③ 红舌：舌色较淡红舌为深，甚至呈鲜红色，称为红舌，主热证。既可见于实热证，又可见于虚热证。

④ 绛舌：绛为深红色，较红舌颜色更深更浓或略带暗红之舌，称为绛舌。绛舌多由红舌进一步发展而成，故两者常合并称为红绛舌。舌绛而有苔多为温热病热入营血，或脏腑内热炽盛。绛色越深，提示邪热愈甚。舌绛少苔或无苔或有裂纹，多为久病阴虚火旺，或温热病后期阴液耗损。

⑤ 紫舌：全舌呈现紫色或局部出现青紫斑点为紫舌。紫舌多由淡白舌或红绛舌发展而成。全舌发青者，其病变多为全身性血行瘀滞；舌有紫色斑点者，其病变多为瘀滞于某一局部或局部血络损伤所致；淡紫舌多由淡白舌转变而成，紫红舌、紫绛舌多为红绛舌的进一步发展。

306. 常见的苔形有哪些？其临床意义是什么？

苔质指舌苔的形质。包括舌苔的厚薄、润燥、腐腻、剥落、有根无根等变化。

① 厚、薄苔：厚薄以"见底"和"不见底"作为衡量标准。凡透过舌苔隐约可见舌质的为见底，即为薄苔，又称见底苔。由胃气所生，属正常舌苔；有病见之，多为疾病初起或病邪在表，病情较轻。不能透过舌苔见到舌质的为不见底，即是厚苔，又称不见底苔，多为病邪入里，或胃肠积滞，病情较重。

② 润、燥、滑苔：舌面润泽有津，干湿适中，不滑不燥，是润苔，提示机体津液未伤；若舌面水分过多，扪之湿而滑利，甚至伸舌涎流欲滴，称为滑苔，多见于阳虚而痰饮水湿内停之证；若望之干枯，扪之无津，甚至舌苔干裂，称为燥苔，多见于热盛伤津、阴液不足，或阳虚水不化津，燥气伤肺等证。

③ 腐、腻苔：苔质厚而颗粒粗大疏松，形如豆腐渣堆积舌面，边中皆厚，揩之可去，称为腐苔。常见于痰浊、食积，且有胃肠郁热之证。苔质颗粒细腻致密，融合成片，中间厚周边薄，紧贴舌面，揩之不去，刮之不脱，称为腻苔，多见于痰饮、湿浊内停等证。

④ 剥（落）苔：疾病过程中舌苔全部或部分剥脱，剥（落）处光滑无苔而可见底，称剥（落）苔。若全部剥脱，不生新苔，光洁如镜，称镜面舌、光滑舌，属胃气将绝之危候；若舌苔剥脱不全，剥处光滑，余处斑斑驳驳地残存舌苔，称花剥苔，是胃之气阴两伤所致；舌苔从有到无，是胃的气阴不足，正气渐衰的表现；但舌苔剥落之后，复生薄白之苔，乃邪去正胜，胃气渐复之佳兆。

⑤ 有根苔与无根苔：无论苔之厚薄，若紧贴舌面，似从舌里生出者是为有根苔，又叫真苔；若苔不着实，似浮涂于舌上，苔质分离，刮之即去，非如舌上生出者，称为无根苔，又叫假苔。有根苔多见于实证、热证，提示病邪虽盛，但胃气尚强；无根苔多见于虚证、寒证，提示胃气已衰。

307. 常见的苔色有哪些？其临床意义是什么？

苔色，即舌苔的颜色。一般分为白苔、黄苔和灰黑苔三类。

① 白苔：多见于正常，疾病中主表证、寒证。

舌苔薄白而润者，可为正常舌象，或为表证初起，或为里证病轻。若舌淡苔白而湿润，常是里寒证或寒湿证。若舌苔薄白而滑，多为外感寒湿，或脾肾阳虚，水湿内停。若苔白而厚腻，多为湿浊内停，或为痰饮、食积。若白而厚干，多为外感风热所致。

② 黄苔：主里证、热证。

淡黄热轻，深黄热重，焦黄为热结；外感病，苔由白转黄，为表邪入里化热的征象。苔薄淡黄，也常见于外感风热表证或风寒化热；若舌淡胖嫩，苔黄滑润者，多是阳虚水湿不化。

③ 灰黑苔：主阴寒内盛，又可主里热炽盛。

苔色浅黑，即为灰苔；苔色深灰黑色即为黑苔。常由白苔或黄苔转化而来。

灰黑苔可见于热性病中，也可见于寒性病中，苔质的润燥是辨别灰黑寒热属性的重要标志。但无论寒热均属重症，黑色越深，说明病情愈重。

二、闻　诊

308. 闻诊的内容包括哪些？

闻诊包括听声音和嗅气味两个方面的内容，是指医生通过听觉和嗅觉了解由病体发出的各种异常声音和气味，以诊察了解病情的方法。闻诊也是中医诊断中一种不可缺少的诊察方法，是医生获得客观体征的一个重要途径。

（一）听声音

309. 什么是听声音？

听声音，主要是听辨病人言语气息的高低、强弱、清浊、缓急等变化，以及咳嗽、呕吐、呃逆、嗳气、肠鸣等脏腑病理变化所发出的异常声响，以分辨病情的寒热虚实等性质的诊察方法。

310. 常见的病变声音有哪些？

常见的病变声音主要有发声异常、语言异常、呼吸异常、咳嗽、呕吐嗳气、呃逆、叹息等。

311. 发声异常的临床意义是什么？

疾病中若语声高亢洪亮，多言而躁动，多属实证、热证。若感受风、寒、湿诸邪，声音常兼重浊。若语声低微无力，少言而沉静，多属虚证、寒证或邪去正伤之证。

① 音哑与失音：语声低而不清称音哑；发音不出称失音。临床发病往往先见音哑，病情继续发展则见失音，故二者病因病机基本相同，首当先辨其虚实。新病多属实证，因外感风寒或风热袭肺，或因痰浊壅肺，肺失清肃而致。久病多属虚证，因精气内伤，肺肾阴虚，虚火灼金所致。

② 鼻鼾：鼻鼾是指气道不利时发出的异常呼吸声。正常人在熟睡时亦可见鼾声。若鼾声不绝，昏睡不醒，多见于高热神昏或中风入脏之危证。

③ 呻吟、惊呼：呻吟是因痛苦而发出的声音，呻吟不止是身痛不适；由于出乎意料的刺激而突然发出喊叫声，称惊呼，骤发剧痛或惊恐常令人发出惊呼。小儿阵发惊呼，声尖惊

恐，多是肝风内动，扰乱心神之惊风证。

312. 语言异常的临床意义是什么？

疾病中沉默寡言者多属虚证、寒证；烦躁多言者，多属实证、热证；语声低微，时断时续者，多属虚证；语声高亢有力者多属实证。

① 狂言与癫语：狂言与癫语都是患者神志错乱、意识思维障碍所出现的语无伦次。狂言表现为骂詈歌笑无常，胡言乱语，喧扰妄动，烦躁不安等，主要见于狂证，俗称"武痴"、"发疯"。癫语表现为语无伦次，自言自语或默默不语，哭笑无常，精神恍惚，不欲见人，主要见于癫证，俗称"文痴"。

② 独语与错语：独语和错语是患者在神志清醒，意识思维迟钝时出现的语言异常，以老年人或久病之人多见，为心之气血亏虚，心神失养所致，多见于虚证患者。独语表现为独自说话，喃喃不休，首尾不续，见人语止。错语表现为语言颠倒错乱，或言后自知说错，不能自主。

③ 谵语与郑声：谵语与郑声均是病人在神志昏迷或朦胧时，出现的语言异常，为病情垂危，失神状态的表现。谵语表现为神志不清，胡言乱语，声高有力，往往伴有身热烦躁等，属实证、热证。郑声表现为神志昏沉，语言重复，低微无力，时断时续，属虚证。

313. 什么是哮、喘？其临床意义是什么？哮与喘的区别是什么？

（1）哮

哮是以呼吸急促如似喘，喉中痰鸣如哨为特征。多反复发作，不易痊愈。往往在季节转换、气候变动突然时复发，哮证临床上主要注意辨别病证的寒热。

寒哮，又称"冷哮"，多在冬春季节，遇冷而作。多因阳虚痰饮内停，或寒饮阻肺所致。

热哮，则常在夏秋季节，气候燥热时发作。多因阴虚火旺或热痰阻肺所致。

（2）喘

喘又称"气喘"，是指呼吸急促困难，甚至张口抬肩，鼻翼搧动，端坐呼吸，不能平卧的现象。常由肺、心病变及白喉等导致。

实喘的特点是发病急骤，呼吸困难，声高息涌气粗，唯以呼出为快，甚则仰首突目，脉数有力，多因风寒袭肺或痰热阻肺，肺失宣肃或水气凌心所致。

虚喘的特点是发病缓慢，急促难续，息微声低，但得引一长息为快，活动后喘促更甚，气怯声低，形体虚弱，倦怠乏力，脉微弱，多因肺肾亏虚、气失摄纳或心阳气虚所致。

哮与喘在临床上常同时出现，常合称哮喘，但二者略有区别：喘不兼哮，但哮必兼喘；喘是以气息急迫、呼吸困难为主，哮是以喉间哮鸣声为特征。

314. 什么是咳嗽？咳与嗽有何区别？其临床意义是什么？

咳嗽是肺系疾病中最为常见的症状之一，是指肺气向上冲击喉间而发出的一种"咳—咳"的声音，多为肺失肃降，肺气上逆的表现。

外感咳嗽，起病较急，病程较短，必兼表证，多属实证；

内伤咳嗽，起病缓慢，病程较长或反复发作，以虚证居多。

咳嗽之辨证，要注意咳声的特点。如咳声紧闷，多属寒湿；咳声清脆多属燥热等；咳嗽昼甚夜轻者，常为热为燥；夜甚昼轻者，多为肺肾阴亏；若无力作咳，咳声低微者，多属肺气虚；咳声如犬吠，干咳阵作，为白喉病。

一般而言，初病多属实，久病多属虚，痰多为实，痰少为虚，咳剧有力为实，咳缓声怯为虚。

315. 什么是呕吐？其临床意义是什么？

呕吐是指食物、痰涎从胃中上涌，由口中吐出的症状。多由胃气上逆所致。由于导致胃气上逆的原因不同，故呕吐的声响形态亦有区别，从而可辨别证候的寒热虚实等。

吐势徐缓，声音微弱者，多属虚寒呕吐，多因脾胃阳虚，脾失健运，胃失和降，胃气上逆所致。

吐势较急，声音响亮者，呕吐出黏稠黄水，或酸或苦者，多为实热呕吐。多是邪气犯胃、浊气上逆所致。

呕吐呈喷射状者，多为热扰神明，或因头颅外伤，颅内有瘀血、肿瘤等使颅内压力增高所致。

呕吐酸腐味的食糜，多因暴饮暴食，或过食肥甘厚味，以致食滞胃脘，胃气上逆所致。

（二）嗅气味

316. 如何通过嗅病体气味来诊断疾病？

病体气味常包括口臭、汗气、鼻臭和身臭等四个方面。

（1）口臭：是指患者张口时，口中发出臭秽之气。多见于口腔本身的病变或胃肠有积热之人。口腔疾病致口臭的，可见于牙疳、龋齿或口腔不洁等。胃肠有热致口臭的，多见胃火上炎，宿食内停或脾胃湿热之证。

（2）汗气：因引起出汗的原因不同，汗液的气味也不同。外感六淫邪气，如风邪袭表，或卫阳不足，肌表不固，汗出多无气味。气分实热壅盛，或久病阴虚火旺之人，汗出量多而有酸腐之气。痹证若风湿之邪久羁肌表化热，也可汗出色黄而带有特殊的臭气。阴水患者若汗出伴有"尿臊气"则是病情转危的险候。

（3）鼻臭：是指鼻腔呼气时有臭秽气味。其因有三：一是鼻涕，如鼻流黄浊黏稠腥臭之涕、缠绵难愈、反复发作，是鼻渊；二是鼻部溃烂，如梅毒、疠风或癌肿可致鼻部溃烂，而产生臭秽之气；三是内脏病变，如鼻呼出之气带有"烂苹果味"，是消渴病之重症。

（4）身臭：身体有疮疡溃烂流脓水或漏液、有狐臭等均可致身臭。

317. 如何通过嗅排出物气味来诊断疾病？

湿热或热邪致病，其排出物多混浊而有臭秽、难闻的气味；寒邪或寒湿邪气致病，其排出物多清稀而无特殊气味。

呕吐物气味臭秽，多因胃热炽盛；若呕吐物气味酸腐，含大量未消化食物，则为宿食内停；呕吐物腥臭，挟有脓血，可见于胃痈；呕吐物为清稀痰涎，无腥臭气为脾胃有寒等。

小便臊臭，其色黄混浊，属实热证；小便清长，微有腥臊或无特殊气味，属虚证、寒证。

大便恶臭，黄色稀便或赤白脓血，为大肠湿热内盛；小儿大便酸臭，伴有不消化食物，为食积内停；大便溏泻，其气腥者为脾胃虚寒；矢气败卵味，多因暴饮暴食，食滞中焦或肠中有宿屎内停所致；矢气连连，声响不臭，多属肝郁气滞，腑气不畅。

月经或产后恶露臭秽，因热邪侵袭胞宫；带下气臭秽，色黄，为湿热下注；带下气腥，色白，为寒湿下注。

三、问　诊

318. 什么是问诊？问诊包括哪些内容？

问诊，是医者通过询问患者或陪诊者，了解疾病的发生、发展、治疗经过、现在症状和其他与疾病有关的情况，以诊察疾病的方法。是中医诊察疾病的基本方法之一。

问诊主要包括如下内容：一般情况、主诉、现病史、既往史、个人生活史、家族史等。

（一）问一般情况、主诉、现病史、既往史、个人生活史、家族史

319. 问一般情况的内容有哪些？

一般情况，包括患者姓名、性别、年龄、民族、职业、婚否、籍贯、现工作单位、现家庭住址、联系方法等。

320. 什么是主诉？

主诉是患者就诊时陈述其感受最明显或最痛苦的主要症状及其持续的时间。如"突发性右侧肢体偏瘫2小时"。

主诉通常是患者就诊的主要原因，也是疾病的主要矛盾所在。一般主诉所包含的症状只能是一个或一两个，即是主症，不能过多。通常准确的主诉可以帮助医生判断疾病的大致类别与病情的轻重缓急。并为调查、认识、分析、处理疾病提供重要线索，具有重要的诊断价值。主诉若包括不同时间出现的几个症状时，则应按其症状发生的先后顺序排列。

321. 问既往史、个人生活史、家族史包括哪些内容？

（1）既往史

既往史包括既往健康状况，曾患过何种主要疾病（不包括主诉中所陈述的疾病），其诊治的主要情况，现在是否痊愈，或留有何种后遗症；是否患过传染病，有无药物或其他过敏史。对小儿还应注意询问既往预防接种情况。既往的健康与患病情况常常与现患疾病有一定的联系，可作为诊断现有疾病的参考。

（2）个人生活史

个人生活史包括患者的生活习惯、经历、饮食嗜好、劳逸起居、工作情况等。

（3）家族史

家族病史，是指患者直系亲属或者血缘关系较近的旁系亲属的患病情况，有否传染性疾病或遗传性疾病。许多传染病的发生与生活密切接触有关，如肺痨病等。

322. 什么是现病史？现病史包括哪些主要内容？

现病史是指疾病（主诉所述的疾病）从起病之初到就诊时病情演变与诊察治疗的全部过程，以及就诊时的全部自觉症状。主要包括如下几方面内容。

（1）起病情况

询问起病的环境与时间，自觉有否明显的起病原因或诱因，是否有传染病接触史，起病的轻重缓急，初起时的症状及其部位、性质、持续时间及程度等。

（2）病变过程

按时间顺序询问从起病到就诊时病情发展变化的主要情况，如某一阶段出现哪些症状，症状的性质、程度，何时好转或加重；何时出现新的病情，病情变化有无规律等。

（3）诊治经过

要询问起病之初到就诊前的整个过程中所做过的诊断与治疗情况。疾病初起曾到何处就医？作过何种检查？检查结果如何？诊断为何病？作何治疗？服用何药物？以及剂量、用法、时间、效果如何？是否出现其他不良反应等。

（4）现在症状

要询问本次就诊的全部自觉症状，这是问诊的主要内容，将另列于后分别详述。

（二）问现在症状

问寒热

323. 什么是问寒热？问寒热的临床意义是什么？

问寒热是询问患者有无寒与热的感觉。寒，即怕冷的感觉，临床上有恶风、恶寒、畏寒之分。病人自觉冷，避之可缓者，谓之恶风；病人自觉怕冷，多加衣被或近火取暖而不能缓解者，谓之恶寒；病人自觉怕冷，多加衣被或近火取暖而能缓解者，谓之畏寒。热，即发热。患者体温高于正常，或患者体温虽正常，但自觉全身或局部（如手、足心）发热，都称为发热。

寒热的产生，主要取决于病邪的性质和机体的阴阳盛衰两个方面。因此，通过询问患者寒热感觉可以辨别病变的寒热性质和阴阳盛衰等情况。

324. 寒热有哪些类型？

临床常见的寒热症状有恶寒发热、但寒不热、但热不寒及寒热往来四种类型。

325. 什么是恶寒发热？有什么临床意义？

恶寒与发热感觉并存称恶寒发热。

它是外感表证的主要症状之一。出现恶寒发热症状，是外感表证初起，外邪与卫阳之气相争的反应。其机理为外邪侵袭肌表，正邪交争，卫气宣发失常所致。外邪束表，郁遏卫阳，肌表失于温煦故恶寒。卫阳失宣发，则郁而发热。即所谓有一分恶寒，便有一分表证。

询问寒热的轻重不同表现，常可推断感受外邪的性质。如恶寒重，发热轻，多属外感风寒的表寒证。发热重，恶寒轻，多属外感风热的表热证。恶寒、发热，并有恶风、自汗、脉浮缓，多属外感表虚证。恶寒发热，兼有头痛、身痛、无汗、脉浮紧是外感表实证。

326. 什么是但寒不热？有何临床意义？

在通常的情况下，患者只有怕冷的感觉而无发热者，即为但寒不热，见于里寒证。

新病畏寒，伴有四肢不温，或有脘腹、肢体冷痛，或呕吐泄泻，或咳喘痰鸣，脉沉紧等，主要见于里实寒证。

久病畏寒，兼见面色㿠白，舌淡胖嫩，脉弱等，主要见于里虚寒证。

327. 什么是但热不寒？有什么临床意义？

患者但觉发热而无怕冷的感觉者，称为但热不寒，可见于里热证，由于热势轻重、时间长短及其变化规律的不同，临床上有壮热、潮热、微热之分。

（1）壮热：即患者身发高热（体温超过 39 度）持续不退，不恶寒反恶热，常兼面赤、口渴、大汗出、脉洪大等症。多因风寒之邪入里化热或温热之邪内传于里，邪盛正实，交争剧烈，里热炽盛，蒸达于外所致，属里实热证。

（2）潮热：即患者定时发热或定时热甚，有一定规律，如潮汐之有定时，由于潮热的热势高低、持续时间不同，临床上又有以下三种情况。

阳明潮热：此种潮热多见于下午 3～5 时（即申时）发热较高，又称日晡潮热，常见于阳明腑实证，故称阳明潮热。多因由邪热蕴结胃肠，燥屎内结而致，病在足阳明胃与手阳明大肠。

湿温潮热：此种潮热多见于"温病"中的湿温病，故称湿温潮热。其特点是身热不扬（患者虽自觉热甚，但初按肌肤多不甚热，扪之稍久才觉灼手），午后热甚。是湿热病特有的一种热型，亦属潮热的范畴。

阴虚潮热：此种潮热多见于阴虚证候之中。其特点是午后或夜间发热加重，热势较低，往往仅能自我感觉，体温并不高，多见胸中烦热，手足心发热，故又称"五心烦热"。严重者有热自骨髓向外透发的感觉，则称为"骨蒸潮热"。是由各种原因致阴液亏少，虚阳偏亢而生内热。

（3）微热：即患者发热时间较长，热势较轻微，体温一般不超过 38 度，或仅自觉发热，又称低热。常见于温病后期，内伤气虚、阴虚、小儿夏季热等病证中。

328. 什么是寒热往来？有什么临床意义？

患者恶寒与发热交替发作，其寒时自觉寒而不热，其热时自觉热而不寒。是正邪相争，互不进退的病理反映，多为半表半里证的特征。临床常见以下两种类型。

① 寒热往来无定时

指病人自觉时冷时热，一日数次发作而无时间规律的症状，多见于少阳病，为半表半里之证。外邪侵袭人体，在由表入里的过程中，邪气停留于半表半里之间，既不能完全入里，正气又不能抗邪外出，此时邪气不太盛，正气亦未衰，正邪相争处于相持阶段，正胜邪弱则热，邪胜正衰则寒，一胜一负，一进一退，故见寒热往来交替发作，发无定时。

② 寒热往来的定时

指病人恶寒战栗与高热交替发作，每日或二三日发作一次，发有定时的症状，常见于疟疾。因疟邪侵入人体，潜伏于半表半里的膜原部位，入与阴争则寒，出与阳争则热，故恶寒战栗与高热交替出现，休作有时。

问汗

329. 什么是自汗？其临床意义是什么？

白天经常汗出不止，活动后尤甚，称为自汗。

自汗常常伴有神疲乏力，气短懒言或畏寒肢冷等症状，多因阳虚或气虚不能固护肌表，腠理疏松，玄府不密，津液外泄所致。因活动后阳气外散，使气更虚，故出汗加重。因此，自汗多见于气虚或阳虚证。

330. 什么是盗汗？其临床意义是什么？

患者经常入睡则汗出，醒则汗止，称为盗汗。

盗汗多伴有潮热、颧红、五心烦热、舌红脉细数等症，属阴虚。阴虚则虚热内生，睡时卫阳入里，肌表不密，虚热蒸津外泄，故盗汗出。醒后卫阳出表，玄府密闭，故汗止。

331. 常见的局部汗出有哪些？各有何临床意义？

指身体的某一部位汗出，也是体内病变的反映，临床常见局部汗出有如下几种。

① 头汗：指患者仅头部或头颈部出汗较多，亦叫"但头汗出"。头汗多因上焦邪热或中焦湿热上蒸，逼津外泄；或病危虚阳浮越于上所致。

② 半身汗：指半侧身体有汗，或半侧身体经常无汗，或上或下，或左或右，但汗出常见于健侧，无汗的半身常是病变部位。多见于中风先兆、中风证、痿证、截瘫等。多因患侧经络闭阻，气血运行不调所致。

③ 手足心汗：指手心、足心出汗较多，手足心微微汗出，多为生理现象。若汗出过多，则为病理现象。可因阴经郁热熏蒸；阳明燥热内结，热蒸迫津外泄；脾虚运化失常，津液旁达四肢而引起。

④ 心胸汗：指胸部易出汗或汗出过多的症状。多见于虚证。常伴心悸、失眠、腹胀、便溏者，多为心脾两虚；伴心悸心烦、失眠、腰膝酸软者，多为心肾不交。

问痛

332. 不同性质的疼痛有何临床意义？

疼痛的性质，由于引起疼痛的病因病机不同，其疼痛的性质亦不同，性质不同，其临床意义亦不同，临床常见如下几类。

① 胀痛：痛且有胀感，为胀痛。在身体各部位都可以出现，但以胸胁、胃脘、腹部较为多见，多因气机郁滞所致，但头目胀痛，则多因肝火上炎或肝阳上亢所致。

② 刺痛：疼痛如针刺，称为刺痛。其特点是疼痛的范围较小，痛处固定不移，且昼轻夜甚、拒按。多因瘀血停积所致。全身各处均可出现刺痛症状，但以胸胁、胃脘、小腹、少腹等部位最为多见。

③ 绞痛：痛势剧烈如绞割者，称为绞痛。其特点是疼痛、有剜、割、绞之感，疼痛难以忍受。多为有形实邪突然阻塞经络闭阻气机，或寒邪内侵，气机郁闭，导致血流不畅而成。可见于心血瘀阻的心痛，蛔虫上窜或寒邪内侵胃肠引起的脘腹痛等。

④ 串痛：疼痛部位游走不定或走窜攻痛称为串痛。其特点是痛处不固定，或者感觉不到确切的疼痛部位。多为风邪留着机体的经络关节，阻滞气机，产生疼痛。气无形而喜通畅，气滞为痛，亦多见串痛。可见于风湿痹证或气滞证。

⑤ 掣痛：痛处有抽掣感或同时牵引他处而痛，称为掣痛。其特点是疼痛多呈条状或放射状，或有起止点，有牵扯感，多由筋脉失养或经脉阻滞不通所致。可见于胸痹、肝阴虚、肝经实热等证。

⑥ 灼痛：痛处有烧灼感，称灼痛。其特点是感觉痛处发热，如病在浅表，有时痛处亦可触之觉热，多喜冷凉。多由火热之邪窜入经络，或阴虚阳亢，虚热灼于经络所致。可见于肝火犯络，两胁灼痛，胃阴不足，脘部灼痛及外科疮疡等证。

⑦ 冷痛：痛处伴有冷感，称冷痛。其特点是感觉痛处发凉，如病在浅表，有时触之亦觉发凉，多喜温热。多因寒凝筋脉或阳气不足而致。

⑧ 重痛：疼痛伴有沉重感，称重痛。多见于头部、四肢及腰部。多因湿邪困阻气机而致。多见于湿证。

⑨ 空痛：痛而有空虚之感，称空痛。其特点是疼痛有空旷轻虚之感，喜温喜按。多为精血不足而致。可见于阳虚、阴虚、血虚或阴阳两虚等证。

⑩ 隐痛：痛而隐隐，绵绵不休，称隐痛。其特点是痛势较轻，可以耐受，隐隐而痛，持续时间较长。多因气血不足，或阳气虚弱，导致经脉气血运行滞涩所致。

333. 头痛有何临床意义？

头的某一个部位或整个头部的疼痛，皆称头痛。

① 头痛的部位：由于"头为诸阳之会"，诸阳经直接上行于头，阴经也间接同头部相连，故可根据头痛的部位确定头痛病变在哪一经脉，如头项痛属太阳经病，前额痛属阳明经病，头侧部痛属少阳经病，头顶痛属厥阴经病，头痛连齿属少阴经病等。

② 无论外感内伤皆可引起头痛。外感多由邪犯脑府，经络郁滞不畅所致，属实。内伤多由脏腑虚弱，清阳不升，脑府失养，或肾精不足，髓海不充所致，属虚。脏腑功能失调产生的病理产物如痰饮、瘀血阻滞经络所致的疼痛，则或虚或实，或虚实兼夹。凡头痛较剧，痛无休止，并伴有外感表现者，为外感头痛。如头重如裹，肢重者属风湿头痛。凡头痛较轻，病程较长，时痛时止者，多为内伤头痛。如头痛隐隐，眩晕面白，属血虚头痛。头脑空痛，腰膝酸软，属肾虚头痛。凡头痛如刺，痛有定处，属血瘀头痛。凡头胀痛，口苦咽干，

属肝火上炎头痛。

334. 胸痛有何临床意义？

胸痛是指胸部正中或偏侧疼痛的自觉症状。胸居上焦，内藏心肺，故胸痛多与心肺病变有关。胸痛总由胸部气机不畅所致。

左胸心前区憋闷作痛，痛引肩臂者，为胸痹，多因心脉气血运行不畅所致，可见于心阳不足，痰浊内阻或气虚血瘀等证；胸背彻痛剧烈、面色青灰、手足青冷者，为真心痛，是因心脉急骤闭塞不通所致；胸痛、壮热面赤，喘促鼻煽者，为热邪壅肺，肺失宣降所致；胸痛、潮热盗汗，咳痰带血者，属肺阴虚证，因虚火灼伤肺络所致；胸闷咳喘，痰白量多者，属痰湿犯肺，因脾虚聚湿生痰，痰浊上犯所致；胸胀痛、走窜，太息易怒者，属肝气郁滞，因情志郁结不舒，胸中气机不利所致；胸部刺痛、固定不移者，属血瘀。

335. 胁痛有何临床意义？

胁痛是指胁一侧或两侧疼痛。因两胁为肝胆所居，又是足厥阴肝经与足少阳胆经经脉循行分布之处，故胁痛多与肝胆及其经脉的病变有关。

胁胀痛、太息易怒者，多为情志不舒、肝气郁结所致；胁肋灼痛，多为肝火郁滞；胁肋胀痛，身目发黄，多为肝胆湿热蕴结，可见于黄疸；胁部刺痛、固定不移，为瘀血阻滞，经络气血运行不畅所致；胁痛，患侧肋间饱满，咳唾引痛是饮邪停留于胸胁所致，可见于悬饮病。

336. 腰痛有何临床意义？

腰是指躯干后部季肋以下、髂嵴以上的部位，腰部中间为脊柱，两侧为肾所在的部位，故称"腰为肾之府"。腰痛是指腰部两侧与腰脊正中疼痛的症状。

临床上常根据疼痛的性质可以判断致病的原因，如腰部冷痛，以脊骨痛为主，活动受限，多为寒湿痹证；腰部酸软而冷痛，小便清长，多属肾虚；腰部刺痛，固定不移，属闪挫跌扑瘀血；腰部突然剧烈疼痛，向少腹放射，尿血者，多因结石阻滞所致。

临床上还可根据疼痛的部位，判断邪留之处，如腰脊骨痛，多病在骨；腰痛以两侧为主，多病在肾；腰脊痛连及下肢者，多病在下肢经脉；腰痛连腹，绕如带状，多病在带脉。

337. 腹痛有何临床意义？

腹痛是指剑突以下耻骨毛际以上（胃脘部所在部位除外）的腹部疼痛，或其中某一部位疼痛的症状。

腹部可分为三部分：脐以上统称大腹，包括脘部、左上腹、右上腹，属脾胃及肝胆；脐以下至耻骨毛际以上为小腹，属膀胱、胞宫、大小肠；小腹两侧为少腹，是足厥阴肝经经脉循行之处。

根据疼痛的不同部位，可以测知疾病所在脏腑；根据疼痛的不同性质可以确定病因病性的不同。

全腹痛，有压痛及反跳痛者，多因腹部脏器穿孔或热毒弥漫所致；腹部持续性疼痛，阵发性加剧，伴腹胀、呕吐、便闭者，多见于肠痹或肠结，因肠道麻痹、梗阻、扭转或套叠，气机闭塞不通所致；大腹隐痛、便溏、喜温喜按，属脾胃虚寒。

凡腹痛暴急剧烈、胀痛、拒按，得食痛甚者，多属实证；凡腹痛徐缓、隐痛、喜按、得食痛减者，多属虚证；凡腹痛得热痛减者，多属寒证；凡腹痛，痛而喜冷者，多属热证。

问睡眠

338. 睡眠异常有哪些？其临床意义是什么？

临床上常见的睡眠异常有失眠和嗜睡。

失眠是指经常不易入睡，或睡后易醒不能再入睡，或睡而不酣易惊醒，甚至彻夜难眠，多为心脾两虚、心肾不交、痰火内扰、饮食积滞等所致。

嗜睡是指患者不论昼夜，睡意很浓，经常不由自主地入睡，多为痰湿困脾、阳气虚弱等所致。

问二便

339. 正常人的大便是怎样的？大便异常有哪几种情形？

健康人一般一日或两日大便1次，为黄色成形不干燥，内无脓血黏液及未消化的食物，排便顺利通畅。

大便异常常可分为便次异常、便质异常和排便感觉异常三个方面。

340. 什么是便秘？便秘临床意义是什么？

便秘是指大便燥结，排出困难，便次减少，甚至数日不便，称为便秘。便秘有寒热虚实之分。

① 热结便秘：大便干结、小便短赤、舌红苔黄、脉数。此为胃肠积热、耗伤津液、肠道干涸所致。

② 寒结便秘：大便艰涩、排出困难、腹中冷痛、四肢不温、舌淡苔白、脉沉迟。此为寒邪内结、大肠传导失职所致。

③ 气虚便秘：虽有便意，临厕努挣乏力，难于排出，挣则汗出短气，便后乏力，舌淡嫩，脉虚。此为脾肺气虚、大肠传送无力所致。

④ 血虚便秘：大便秘结，面白无华，头晕目眩，心悸失眠，舌质淡嫩，脉细。此为血虚津少，不能下润大肠所致。

⑤ 气滞便秘：大便秘结，胸腹胀满，嗳气频作，舌苔薄，脉弦。此为气机郁滞，传导失职所致。

341. 什么是泄泻？其临床意义是什么？

泄泻是指大便次数增多，粪便稀薄，甚至泻出如水，称为泄泻。泄泻常见如下证型。

① 湿盛伤脾：水泻肠鸣，便次频多，脘腹痞闷，肢体困重，舌淡脉缓。此为湿困脾土，不能运化，清浊不分，水液下注所致。

② 食滞肠胃：泻下稀便，夹有不消化食物，脘腹胀满，嗳腐吞酸，苔厚脉滑。此为宿食停滞，胃肠受阻，传化失常所致。

③ 肝气乘脾：腹痛肠鸣，泻后痛减，胸胁胀闷，每因恼怒紧张而泄泻，脉弦。此因肝失疏泄，横逆犯脾，肝脾不和，脾失升清所致。

④ 脾胃虚弱：大便时溏时泻，食欲不振，食后脘腹胀满，舌淡苔白，脉细弱。此因脾胃气虚，运化无权，清浊不分所致。

⑤ 肾阳虚衰：黎明之前，腹部作痛，肠鸣即泻，腰膝酸软，形寒肢冷，脉沉细。此因肾阳虚衰，不能温养脾胃，运化失司所致。

342. 几种常见的便质异常有何临床意义？

便质异常是指大便质地除干燥和稀溏等异常之外，还可见如下几种情况：

① 完谷不化，大便中夹有未消化的食物，可见于饮食积滞、脾虚泄泻及肾虚泄泻；

② 时干时稀，可见于肝郁乘脾；

③ 先干后溏，可见于脾胃气虚；

④ 下痢脓血，为痢疾；

⑤ 便黑如油，先便后血为远血，多为脾不统血；便血鲜红，先血后便为近血，多因肠道湿热，损伤脉络所致。

343. 几种常见的便感异常有何临床意义？

排便感觉异常是辨证的重要依据，常见以下几种：

① 肛门灼热：排便时肛门有灼热感，多为大肠湿热；

② 排便不爽：排便不畅，泻下不爽，多见于肝郁乘脾或大肠湿热；

③ 里急后重：腹痛窘迫，时时欲泻，肛门重坠，便出不爽，多见于痢疾，为湿热气滞所致；

④ 滑泻失禁：大便不能控制，不由自主而滑出，多见于久泻不愈，为脾肾阳虚，肛门失约所致；

⑤ 肛门重坠：肛门有下坠感，甚则脱肛，多见于中气下陷或湿热下注大肠。

344. 正常人的小便是怎样的？小便异常有哪几种情形？

健康人在一般情况下，一昼夜排尿量约为1000～2000毫升，日间排尿3～5次，夜间排尿0～1次。排尿次数、尿量，可受饮水、气温、出汗、年龄等因素的影响而略有不同。

受疾病的影响，若机体的津液营血不足，气化功能失常，水饮停留等，即可使排尿次数、尿量及排尿时的感觉出现异常情况。

345. 尿量异常的临床意义是什么？

尿量异常的临床意义是：

① 尿量增多：指尿次、尿量皆明显超出了正常量次的症状，常见于虚寒证及消渴病；

② 尿量减少：指尿次、尿量皆明显少于正常量次的症状，常见于实热、伤津及水肿。

346. 排尿次数异常的临床意义是什么？

排尿次数异常的临床意义是：

① 小便频数：指排尿次数增多，时欲小便，常见于下焦湿热和下焦虚寒；

② 癃闭：指小便不畅，点滴而出为癃；小便不通，点滴不出为闭，合称癃闭，常见于热结膀胱、肾阳不足、瘀血和结石阻滞等。

347. 排尿感觉异常的临床意义是什么？

排尿感觉异常的临床意义有如下几方面。

① 小便涩痛：指排尿不畅，且伴有急迫灼热疼痛感。多见于淋证。小便排出砂石者，为石淋；小便浑浊如米泔水或滑腻如膏者，为膏淋；尿血而痛者，为血淋；小腹胀满较重，小便艰涩疼痛，尿有余沥者，为气淋；小便灼热刺痛者，为热淋；小便淋沥不已，遇劳即发者，为劳淋。

② 小便失禁和余沥不尽：小便失禁是指小便不能随意识控制而自行溢出的症状；余沥不尽是指小便之后仍有余沥点滴不禁的症状。二者均为肾气不固、膀胱失约所致。

③ 遗尿：是指睡眠中小便自行排出，俗称尿床，多见于儿童。小儿遗尿多因肾气未充，不能制约膀胱，一般不属病态。成人遗尿多为肾气不固，膀胱失约所致。昏迷病人若见遗尿为元气外脱、病情危重的表现。

问饮食与口味

348. 食欲与食量的变化对诊断疾病有什么意义？

食欲是指人对进食的要求和进食的欣快感觉。食量是指进食的实际数量。

（1）食欲减退与厌食

食欲减退，又称纳呆、纳少，即病人不思进食。厌食又称恶食，即厌恶食物。常见于脾胃气虚、湿邪困脾、肝胆湿热和食滞内停等。

（2）多食易饥

多食易饥是指患者食欲亢进，食量较多，食后不久即感饥饿，又称为"消谷善饥"，临床多伴有身体逐渐消瘦等症状。常见于胃火亢盛和胃强脾弱等。

（3）偏嗜

偏嗜是指嗜食某种食物或某种异物。五味偏嗜多与相应脏腑疾病有关（如嗜酸多肝病、嗜咸多肾病等）；小儿嗜食生米、泥土，属虫积；已婚妇女，嗜酸、停经、恶心、脉滑者，为妊娠，属生理现象，不为病态。

疾病过程中，食欲渐复，表示胃气渐复，预后良好；反之，食欲渐退，食量渐减，表示胃气渐衰，预后多不良。若病重不能食，突然暴食，食量较多，是脾胃之气将绝的危象，属"回光返照"。

349. 问口渴和饮水对诊断疾病有什么意义？

口渴，即口中干渴的感觉，饮水是指实际饮水量的多少。

（1）口不渴饮

口不渴饮即口不渴亦不欲饮。提示机体津液未伤，多见于寒证、湿证或无明显热邪之证。

（2）口渴欲多饮

口渴多饮即病人口渴明显，饮水量多，是津液大伤的表现。临床常见于实热证、消渴病和吐、下、利后，耗伤津液。

（3）渴不多饮

渴不多饮即病人虽有口干或口渴感觉，但又不想喝水或饮水不多。是轻度伤津液或津液输布障碍的表现。可见于阴虚证、湿热证、痰饮内停和内有瘀血。

350. 常见的口味异常有哪些？有什么临床意义？

口味，是指病人口中的异常味觉或气味。

① 口淡，指病人味觉渐退，口中乏味，甚至无味的症状。多见于脾胃虚弱、寒湿中阻及寒邪犯胃。

② 口甜，指病人自觉口中有甜味的症状。多因脾胃湿热，与谷气相搏，上蒸于口。

③ 口黏腻，指病人自觉口中黏腻不爽的症状。常见于痰热内盛、湿热中阻及寒湿困脾。

④ 口中泛酸，指病人自觉口中有酸味或泛酸，甚至闻之有酸腐气味的症状。多见于伤食、肝胃郁热等。

⑤ 口苦，指病人自觉口中有苦味的症状。多见于心火上炎或肝胆火热之证，如心烦失眠者，常有口苦，乃心火上炎之故。胆汁味苦，故胆火上炎或胆气上泛，皆可致口苦。

问妇女经带

351. 妇女正常月经是怎样的？月经异常有哪几种情形？

月经是发育成熟的女子有规律的周期性胞宫出血。月经一般每月 1 次，周期为 28 天左右，行经天数为 3～5 天，经量一般 50～100ml（可因个体差异略有不同），经色正红无夹块，质地不稠不稀。女子月经初潮一般为 14 岁左右，绝经约在 49 岁左右。

女子月经异常多表现为经期异常、经量异常、经行腹痛等几方面。

352. 经期异常包括哪些情况？其主要临床意义是什么？

经期异常主要表现为月经先期、月经后期和月经先后不定期。

（1）月经先期

月经先期是指连续 2 个月月经周期出现月经提前 7 天以上的症状，称为月经先期。多因脾气亏虚、肾气不足，冲任不固或因阳盛血热、肝郁化热、阴虚火旺，热扰冲任、血海不宁所致。

（2）月经后期

月经后期是指连续 2 个月月经周期出现月经延后 7 天以上的症状，称月经后期。多因营血亏损、肾精不足，或因阳气虚衰，无以化血，使血海不能按时蓄积所致，亦可因气滞血瘀、寒凝血瘀、痰湿阻滞、冲任不畅所致。

（3）月经先后无定期

月经先后不定期是指月经周期时而提前，时而延后在 7 天以上者，称为月经先后不定期，又称月经紊乱或经期错乱。多因情志不舒，肝气郁结，失于条达，气机逆乱；或者脾肾虚衰，气血不足，冲任失调；或瘀血内阻，气血不畅，经期错乱，故月经先后不定期。

353. 经量异常包括哪些情况？其主要临床意义是什么？

月经以量的异常主要表现为月经过多、月经量少、崩漏和经闭等。

（1）月经过多

月经过多是指每次月经量较常量明显增多的症状，称为月经过多。多因血热妄行，瘀血内阻，或因气虚不摄，冲任失固，经血失约而致。

（2）月经量少

月经量少是指每次月经量较常量明显减少，甚至点滴即净的症状，称为月经过少。多因营血不足，或肾气亏虚，精血不足，血海不盈；或因寒凝、血瘀、痰湿阻滞，经行不畅而致。

（3）崩漏

崩漏是指非行经期阴道出血的症状。来势凶猛，出血量多谓之崩（中）；势缓而量少，淋漓不断者，谓之漏（下）。崩与漏虽然在病势上有缓急之分，但其病因临床均以血热、气虚最为多见。血得热则妄行，损伤冲任，经血不止；或脾虚中气下陷；或气虚冲任不固，血失统摄，经血不止等。

（4）经闭

经闭是指女子年逾 18 周岁，月经尚未来潮，或来而中止，停经三月以上，又未受孕、不在哺乳期者，称闭经或经闭。经闭的病机总不外经络不通，经血闭塞，或血虚血枯，经血失其源泉，闭而不行。可见于肝气郁结、瘀血、湿盛痰阻、阴虚、脾虚等证。

闭经应注意与妊娠期、哺乳期、绝经期等生理性闭经，或者青春期、更年期，因情绪、环境改变而致一时性闭经及暗经加以区别。

354. 什么是痛经？其主要临床意义是什么？

痛经，又称经行腹痛，是指在月经期，或行经前后，出现周期性小腹部疼痛，或痛引腰骶，甚至剧痛难忍的症状。

若行经腹痛，痛在经前者属实，痛在经后者属虚；按之痛甚为实，按之痛减为虚；得热痛减为寒，得热痛不减或益甚为热。

若经前或经期小腹胀痛或刺痛拒按，多属气滞血瘀；小腹冷痛，遇暖痛减者，多属阳虚或寒凝；月经后期或行经后小腹隐痛、空痛，多属气血两虚，或肾精不足，胞脉失养；持续作痛为气血瘀滞。气滞为主则胀甚于痛，瘀血为主则痛甚于胀。

355. 什么是生理性白带？什么是病理性白带？

正常情况下，妇女阴道内有少量无色、无臭的分泌物，谓之带下。带下具有濡润阴道作用，属生理性带下。若带下明显过多，淋漓不断，或色、质、气味异常，即为病理性带下。

356. 妇女白带异常主要有哪些表现？有什么临床意义？

凡带下色白量多，质稀如涕、淋漓不绝而无臭味，为白带，多属脾肾阳虚、寒湿下注所致；带下色黄，质黏臭秽，为黄带，多因湿热下注或湿毒蕴结所致；白带中混有血液，赤白杂见者，为赤白带，多为肝经郁热，或湿毒蕴结所致；若绝经后仍见赤白带淋漓不断者，可能多因癌瘤等引起。

四、切　　诊

357. 切诊包括哪些内容？

切诊包括脉诊和按诊两部分内容。脉诊即是按脉搏，医生用手指对患者身体某些特定的部位进行按切，体验动脉应指的形象，以了解辨别病情的一种诊察方法；按诊是在患者身躯上一定的部位进行触、摸、按压，以了解疾病的内在变化或体表反应，从而获得辨证资料的一种诊断方法，是中医学的独特诊法之一。

358. 中医为什么要切脉？

切脉时手指感觉到的脉搏跳动（或应指）的形象，即为脉象。人体的血脉贯通全身，内连脏腑，外达皮毛，运行气血，周流不休。所以脉象能反映人体全身脏腑功能、气血、阴阳的综合信息。当机体遭受外界病邪侵扰时，正常的生命现象遭到破坏，造成气血、脏腑功能的破坏，阴阳失去平衡协调，反映在脉象上就出现各种病脉。脉象的盛、衰、乖、正都是气血正邪的外在表现，通过诊脉可以了解气血的虚实，阴阳的盛衰，脏腑功能的强弱，邪正力量的消长等，为疾病诊断与治疗指出方向。

359. 切脉的部位是哪里？

中医切脉的部位称为寸口。寸口又称气口，位于掌后高骨（即桡骨茎突）内侧动脉处。其中，高骨处为关，关前为寸，关后为尺（见图4-8）。

360. 诊脉为什么独诊寸口？

诊脉独取寸口的理论依据是：

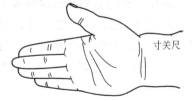

图 4-8　切脉的部位

① 寸口为手太阴肺经之动脉，为气血会聚之处，而五脏六腑十二经脉气血的运行皆起于肺而止于肺，故脏腑气血之病变可反映于寸口；

② 手太阴肺经起于中焦，与脾经同属太阴，与脾胃之气相通，而脾胃为后天之本，气血生化之源，故脏腑气血之盛衰都可反映于寸口；

③ 寸口处为桡动脉，该动脉所在桡骨茎突处，其行径较为固定，解剖位置亦比较浅表，毗邻组织比较分明，方便易行，便于诊察。所以独取寸口可以诊察全身的病变。

361. 寸口三部如何分候脏腑?

寸口分寸、关、尺三部,以高骨(桡骨茎突)为标志,其稍内侧的部位为关,关前(腕端)为寸,关后(肘端)为尺。两手各分寸、关、尺三部,共六部脉。寸、关、尺三部又可施行浮、中、沉三候,即寸口诊法的三部九候。寸关尺分候脏腑,历代医家说法不一,目前多以下列为准:

左寸可候:心与膻中	右寸可候:肺与胸中
左关可候:肝胆与膈	右关可候:脾与胃
左尺可候:肾与小腹	右尺可候:肾与小腹

362. 诊脉时对时间、体位、指法等有何要求?

(1)时间

诊脉的时间最好是以清晨未起床、未进食时为最佳。其他时间诊脉,宜先让患者休息片刻,使气血平静,医生也要平心静气,然后开始诊脉。在特殊的情况下应随时随地诊察患者,不必拘泥于这些条件。

(2)体位

要让患者取坐位或仰卧位,手前臂平放和心脏近于同一水平,直腕仰掌,自然伸展,手指微微弯曲,在腕关节背部垫上一松软脉枕,这样可使寸口脉充分暴露,气血运行无阻,以便于诊察脉象。

(3)指法

医者和患者侧向坐,用左手切按患者的右手,用右手切按患者的左手,即左手诊右脉,右手诊左脉。诊脉下指时,首先用中指按在掌后高骨内侧关脉位置,称中指定关;接着用食指按在关前的寸脉位置,无名指按在关后尺脉位置。位置放准之后,三指应呈弓形,指头平齐,以指腹接触脉体。切脉时用轻指力按在皮肤上叫举,又叫浮取或轻取;用重指力按在筋骨间,叫按,又称沉取或重取;指力不轻不重叫寻。

363. 正常人的脉象是怎样的?

正常脉象又称平脉、常脉,是正常人在生理条件下出现的脉象。正常脉象的形态是:寸关尺三部皆有脉,一息四~五至(相当于72~80次/分),不浮不沉,不大不小,从容和缓,柔和有力,节律一致,尺脉沉取有一定力度,并随生理活动和气候环境的不同而有相应的正常变化。

364. 六纲脉是指哪六种脉象?它们有什么临床意义?

浮、沉、迟、数、虚、实为六纲脉,这六种脉,特点鲜明,便于掌握,有利于辨证,可以作为识别其他脉象的纲领。

① 浮脉:轻按即得,重按稍减而不空,其脉搏部位较浅表。浮脉主表证,亦见于虚阳外越证。

② 沉脉:轻取不应,重按始得,其脉搏显现的部位较深。沉脉为里证的主脉。

③ 迟脉:脉来缓慢,一息脉动不足四至(相当于脉搏每分钟不满60次)。迟脉为寒证的主脉,亦可见于邪热结聚的里实证。

④ 数脉:脉来急促,一息五~六至(每分钟90次以上)。数脉是热证的主脉,亦可见于里虚证。

⑤ 虚脉:三部脉举之无力,按之空豁,应指松软,是一切无力脉的总称。主虚证,多见于气血两虚证。

⑥ 实脉：三部脉充实有力，其势来盛去亦盛，举按皆然，为一切有力脉的总称。主实证或见于正常人。

365. 洪脉、细脉、滑脉、涩脉、弦脉、紧脉、促脉、结脉和代脉的临床意义是什么？

① 洪脉：脉体宽大，充实有力，状若波涛汹涌，来盛去衰。主里热证，多见于阳明气分热盛。

② 细脉：脉细如线，但应指明显。主气血两虚，诸虚劳损或湿邪为病。

③ 滑脉：往来流利，如盘走珠，应指圆滑，浮、中、沉取皆有。主痰饮、食积、实热等病证。育龄妇女脉滑而见停经，应考虑为妊娠。

④ 涩脉：往来艰涩，极不流利，如轻刀刮竹。主精血亏少，气滞，血瘀，痰食内停。

⑤ 弦脉：端直而长，如按琴弦，脉势较强，脉道较硬。主肝胆病，痰饮，痛证，或为胃气衰败者。

⑥ 紧脉：脉来绷急弹指，状若牵绳转索。主寒证、痛证、食积等证。

366. 促脉、结脉和代脉的临床意义是什么？

① 促脉：脉来疾数，时而一止，止无定数。特点为脉率较快且有不规则的歇止。主阳热亢盛，气血痰食郁滞，亦可见于脏气衰败。

正常也有因情绪激动、过劳、酗酒、饮用浓茶等偶见促脉者。

② 结脉：脉来缓慢，时而一止，止无定数。特点为脉来迟缓，脉律不齐，有不规则的歇止。主阴盛气结，寒痰血瘀，癥瘕积聚。

③ 代脉：脉来时见一止，止有定数，良久方还。特点为脉律不齐，表现为有规则的歇止，歇止时间较长，脉势较软弱。主脏气衰微，疼痛，惊恐，跌仆损伤等病证。

第四节 辨 证

367. 常用的辨证方法有哪些？

辨证的方法很多，临床上常用的有八纲辨证、气血津液辨证、脏腑辨证、六经辨证、卫气营血辨证和三焦辨证。

这些辨证方法，虽有各自的特点，对于不同疾病的诊断各有所侧重，但又是相互联系和相互补充的。就其内容来说，八纲辨证，是从各种辨证方法中概括出来的共性，是各种辨证的总纲；气血津液辨证，是分析气血津液的病理变化；脏腑辨证，是以脏腑学说为依据，从脏腑病变中总结出来的一种辨证方法，是各种辨证的基础，主要应用于内科杂病，是与气血津液辨证相互补充的一种辨证方法；六经辨证、卫气营血辨证及三焦辨证是根据外感病在发展变化过程中总结出来的一种辨证方法，主要适用于外感疾病。其中六经辨证是外感病中"伤寒"病的辨证方法；卫气营血辨证和三焦辨证是外感病中"温病"的辨证方法。

一、八 纲 辨 证

368. 什么叫八纲辨证？

八纲辨证，是用阴、阳、表、里、寒、热、虚、实八个纲领来归纳疾病的辨证方法。

疾病的表现尽管极其复杂，但基本上都可用八纲加以归纳。在八纲中，阴证与阳证两纲反映了疾病的类别；表证与里证两纲反映了病位的深浅；寒证与热证两纲反映了疾病的性质；实证和虚证两纲反映了邪正的盛衰。这样，运用八纲辨证就能将复杂的临床表现，归纳为表里、寒热、虚实、阴阳四对纲领性证候，从而找出疾病的关键，掌握其要领，确定其类型，预测其趋势，为治疗指明方向。其中，阴阳两纲是八纲的总纲，它可以概括其他六纲，即表、热、实证为阳；里、寒、虚证属阴。

369. 八纲辨证有什么临床意义？

八纲是分析疾病共性的辨证方法，是各种辨证的总纲在诊断疾病过程中，有执简驭繁，提纲挈领的作用，适应于临床各科的辨证，具体地说，各科辨证是在八纲辨证的基础上加以深化的。

（一）表里辨证

370. 什么是表里辨证？

表里辨证是辨别病位外内浅深的辨证方法。表证是指六淫邪气侵犯人体的肌表、口鼻所产生的证候。里证是疾病深入于里（脏腑、气血、骨髓）所表现的一类证候。

371. 什么叫表证？它的一般临床表现是怎样的？

表证，是指六淫邪气侵犯人体的肌表、口鼻所产生的证候。多见于外感病的初始阶段。

表证的临床表现以发热，恶寒（或恶风），舌苔薄，脉浮为主。可兼见头身痛，鼻塞流涕，咽喉痒痛，咳嗽等症状。

六淫邪气客于皮毛肌表，阳遏卫气的正常宣发，郁而发热。卫气受遏，失其"温分肉，肥腠理"的功能，肌表不能得到正常的温煦，故出现恶风寒的症状。邪未入里，舌象尚无明显变化，出现薄白苔。外邪袭表，正气奋起抗邪，脉气鼓动于外，故脉浮。邪气郁滞经络，气血流行不畅，以致头身疼痛。肺主皮毛，鼻为肺窍，邪气从肌表、口鼻而入，内应于肺，肺失宣肃，出现鼻塞流涕，咽喉痒痛，咳嗽，甚至喘促等症状。

372. 什么叫里证？它的一般临床表现是怎样的？

里证是疾病深入于里（脏腑、气血、骨髓）所表现的一类证候。它与表证相对而言，概括地说，凡非表证的一切证候皆属里证。多见于外感病的中、后期或内伤杂病。

里证病因复杂，病位广泛，症状繁多，详见寒热虚实辨证及脏腑辨证等章节。现仅以里热证举例：壮热，不恶寒，烦躁，汗出，口渴，便秘，小便短赤，舌苔黄，脉沉数等。

热邪内传入里，里热炽盛，则见壮热；热扰心神，则烦躁；热邪迫津外出，则汗出；热邪灼伤津液，则口渴，便秘，小便短赤；舌苔黄，脉沉数均为疾病在内之征。

373. 如何鉴别表证和里证？

表证和里证主要从如下几方面鉴别（见表 4-1）。

表 4-1　表、里证鉴别表

证　别	病　程	寒 热 类 型	舌　象	脉　象
表证	病程短	发热恶寒	舌苔少有变化	脉浮
里证	病程长	发热不恶寒或畏寒不发热	舌苔多有变化	脉沉

（1）寒热类型

表证发热恶寒；里证发热不恶寒或畏寒不发热。

（2）脉象

表证脉象浮；里证脉沉。

（3）舌象

表证的舌象少有变化，如表寒证的舌象多为舌淡红、苔薄白；表热证的舌象多为舌边尖红、苔薄白或薄黄。

里证的舌象有大的变化，如舌质淡白主虚寒，绛色主内热重，紫色主瘀血；舌苔白为寒证，黄为里热证，灰黑润苔主水寒上泛，灰黑燥苔主里证热极。

（4）病程

表证病程短，里证病程长。

（二）寒热辨证

374. 什么是寒热辨证？

寒热辨证是辨别疾病性质的辨证方法。寒证与热证反映机体阴阳的偏盛与偏衰。阴盛或阳虚的表现为寒证；阳盛或阴虚的表现为热证。

375. 什么叫寒证？它的一般临床表现是怎样的？

寒证，是感受寒邪，或阴盛阳虚所表现的证候。寒证包括表寒、里寒、虚寒、实寒等，其中寒邪袭表者为表寒证；寒邪直中脏腑，或过食生冷，或因阳气亏虚所致者为里寒证。凡属寒证，发病较急，体质壮实者多为实寒证。若体内阳气过度损伤，而表现阴寒之证者为虚寒证。

各类寒证的临床表现不尽一致，但常见的有：恶寒喜暖，面色苍白，肢冷蜷卧，口淡不渴，痰、涎、涕清稀，小便清长，大便稀溏，舌淡苔白而润滑，脉迟或紧等。

阳气不足或为外邪所伤，不能发挥其正常温煦形体的作用，故见恶寒喜暖，面色苍白，肢冷蜷卧；阴寒内盛，津液不伤，故口淡不渴；阳虚不能温化水液，以致痰、涎、涕、尿等分泌物、排泄物皆为澄澈清冷；寒邪伤脾，或脾阳久虚，则运化失司而见大便稀溏；阳虚不化，寒湿内生，则舌淡苔白而润滑；阳气虚弱，鼓动血脉运行之力不足，故脉迟；寒主收引，受寒则脉道收缩而拘急，故见紧脉。

376. 什么叫热证？它的一般临床表现是怎样的？

热证，是感受热邪，或阳盛阴虚，或五志化火，人体的机能活动亢进所表现的证候。热证有表热、里热、虚热、实热之分。

现就实热证举例如下：壮热，口渴喜冷饮，面红目赤，烦躁不宁，痰、涕黄稠，吐血衄血，小便短赤，大便秘结，舌红，苔黄燥，脉洪数等。

阳热偏盛，则壮热；大热伤阴，津液被耗，故口渴喜冷饮，小便短赤；火性上炎，则见面红目赤；热扰心神，则烦躁不宁；津液被阳热煎灼，则痰、涕等分泌物黄稠；火热之邪灼伤血络，迫血妄行，则吐血衄血；肠热津亏，传导失司，势必大便秘结；舌红苔黄脉洪数皆为热象。

377. 如何鉴别寒证和热证？

辨别寒证与热证，不能孤立地根据某一症状作判断，应对疾病的全部表现综合观察，尤其是寒热的喜恶，口渴与不渴，面色的赤白，四肢的凉温，二便，舌象脉象等方面更为重要，具体区别如下（见表4-2）。

表 4-2 寒证和热证鉴别表

证别	寒热	口渴	面色	四肢	神态	痰涕	二便	舌象	脉象
寒证	恶寒喜热	不渴	白	冷	蜷卧少动	清稀色白	大便稀溏小便清长	舌淡苔白而润滑	迟或紧
热证	恶热喜冷	渴喜冷饮	红赤	热	仰卧躁动	黄稠	大便干结小便短赤	舌红苔黄而干	数

（1）症状

寒证有恶寒喜热，口不渴，面色白，四肢冷，大便稀溏，小便清长等；热证有恶热喜冷，口渴喜冷饮，面色红赤，四肢热，大便秘结，小便短赤等。

（2）舌象

寒证舌淡，苔白；热证舌红，苔黄。

（3）脉象

寒证脉迟或紧；热证脉数。

（三）虚实辨证

378. 什么是虚实辨证？

虚实辨证是辨别邪正盛衰的辨证方法。虚与实主要是反映病变过程中人体正气的强弱和致病邪气的盛衰。虚证是对人体正气虚弱、不足为主所产生的各种虚弱证候的概括。实证是对人体感受外邪，或疾病过程中阴阳气血失调而以阳、热、滞、闭等为主，或体内病理产物蓄积，所形成的各种临床证候的概括。

379. 什么叫虚证？它的一般临床表现是怎样的？

虚证是对人体正气虚弱、脏腑功能衰退的各种临床表现的病理概括。虚证包括阴、阳、气、血、精、津，以及脏腑各种不同的虚损。

在此，仅介绍虚证中两大类常见的临床表现。一类是虚寒证，其临床表现有：面色淡白或萎黄，精神萎靡，身疲乏力，心悸气短，形寒肢冷，自汗，大便滑脱，小便失禁，舌淡胖嫩，脉虚沉迟。一类是虚热证，其临床表现为：盗汗潮热，五心烦热，消瘦颧红，口燥咽干，舌红少苔，脉虚细数。

虚证的病机主要表现在伤阴及伤阳两个方面。伤阳者，以阳气虚的表现为主。由于阳失温运与固摄的功能，所以见面色淡白，形寒肢冷，神疲乏力，心悸气短，大便滑脱，小便失禁等表现；阳虚则阴寒盛，故舌胖嫩，脉虚沉迟。伤阴者，以阴血虚的表现为主。由于阴不制阳，虚热内生，故见潮热盗汗，五心烦热，面色颧红等症；虚热内灼津液，则见口燥咽干；阴虚则阳偏亢，故舌红干少苔，脉细数。

380. 什么叫实证？它的一般临床表现是怎样的？

实证是邪气亢盛正气未衰，邪正抗争剧烈的一类证候。

常见的临床表现主要有：发热口渴，烦躁，甚至神昏谵语，胸闷，呼吸气粗，痰涎壅盛，腹胀痛拒按，大便秘结，或下利、里急后重，小便不利，或淋沥涩痛，舌质苍老，舌苔厚腻，脉实有力。

邪气过盛，正气与之抗争，阳热亢盛，故发热；热邪伤津，故口渴；实邪扰心，或蒙蔽心神，故烦躁甚至神昏谵语；邪阻于肺，则宣降失常而胸闷，喘息气粗；肺失通调，水液代谢失调，聚湿成痰，则痰涎壅盛；实邪积于肠胃，腑气不通，则腹胀痛拒按，大便秘结；湿热下攻，可见下痢，里急后重；水湿内停，气化不行，所以小便不利；湿热下注膀胱，致小便淋沥涩痛；邪正相争，搏击于血脉，故脉实有力；舌质苍老，舌苔厚腻均为实邪之征。

381. 如何鉴别虚证和实证？

虚证与实证一般主要从以下几个方面进行鉴别：病程、面色、声音气息、疼痛以及二便、舌象、脉象的改变等（见表4-3）。

表 4-3　虚证与实证鉴别表

证别	病程	面色	声音气息	疼痛	大便	小便	舌象	脉象
虚证	较长	淡白或颧红	声低息微	喜按	大便稀溏或滑泻	小便清长或失禁	舌淡胖嫩	脉虚弱或细数
实证	较短	面色红赤	声高气粗	拒按	大便干结或下痢里急后重	小便不利或淋沥涩痛	舌质苍老苔厚腻	脉实大有力

（四）　阴阳辨证

382. 什么是阴阳辨证？

阴阳辨证是辨别证候类别的辨证方法，也是八纲辨证的总纲。

根据阴阳学说中阴与阳的基本属性，临床上凡见兴奋、躁动、亢进、明亮等表现的表证、热证、实证；以及症状表现于外的、向上的、容易发现的，病邪性质为阳邪致病，病情变化较快的等等，一般都可归属为阳证。凡见抑制、沉静、衰退、晦暗等表现的里证、寒证、虚证；以及症状表现于内的、向下的、不易发现的，病邪性质为阴邪致病，病情变化较慢的等，都可归属为阴证。

阴阳辨证又包含有具体的辨证内容，主要有阳虚证、阴虚证、阴盛证、阳盛证，以及亡阳证、亡阴证等。所谓阴盛证实际是指实寒证；所谓阳盛证实际是指实热证；阳虚证即虚寒证；阴虚证即虚热证。

383. 什么叫阴证？它的一般临床表现是怎样的？

凡符合"阴"的一般属性的证候，称为阴证。如里证、寒证、虚证可概属于阴证的范围。

不同的疾病，所表现的阴性征候不尽相同，各有侧重。一般常见为：面色暗淡，精神萎靡，身重蜷卧，形寒肢冷，倦怠无力，语声低怯，纳差，口淡不渴，大便腥臭，小便清长，舌淡胖嫩，脉沉迟或弱或细涩。

其中，精神萎靡、乏力、声低是虚证的表现；形寒肢冷，口淡不渴，大便腥臭，小便清长是里寒证的表现；舌淡胖嫩，脉沉迟，微弱，细涩均为虚寒之舌脉。

384. 什么叫阳证？它的一般临床表现是怎样的？

凡符合"阳"的一般属性的证候，称为阳证。如表证、热证、实证，概属于阳证的范围。

不同的疾病，所表现的阳性征候也不尽相同。一般常见的有：面色偏红，发热，肌肤灼热，心烦，躁动不安，语声粗浊，呼吸气粗，喘促痰鸣，口干渴饮，大便秘结，小便短赤，舌质红绛，苔黄黑生芒刺，脉象浮数、洪大、滑实。

阳证是表证、实证、热证的归纳，恶寒发热并见是表证的特征；面色偏红，心烦躁动，肌肤灼热，口干渴饮为热证的表现；语声粗浊，呼吸气粗，喘促痰鸣，大便秘结等又是实证的表现；舌质红绛，苔黄黑起刺，脉洪大数滑实均为实热之征。

385. 什么叫阳虚证？它的一般临床表现是怎样的？

阳虚证是阳气虚弱所表现的证候。

阳虚的临床表现常见畏寒，四肢不温，口淡不渴，或渴喜热饮，可有自汗，小便清长，大便溏薄，面色淡白，舌淡胖，苔白滑，脉沉迟（或为细数）无力，并可兼有神疲、乏力、气短等气虚的症状。

由于阳失温运与固摄的功能，所以见面色淡白，形寒肢冷，神疲乏力，心悸气短，大便溏薄，小便清长等表现；阳虚则阴寒盛，故舌胖嫩，脉虚沉迟。

386. 什么叫阴虚证？它的一般临床表现是怎样的？

阴虚证是阴精不足所表现的证候。

阴虚的临床表现常见形体消瘦，口燥咽干，潮热颧红，五心烦热，盗汗，小便短黄，大便干结，舌红少津少苔，脉细数等，并具有病程长、病势缓等虚证的特点。

由于阴不制阳，及失去其濡养滋润的作用，故见手足心热，心烦，颧红，潮热盗汗等症；阴虚则阳偏亢，故舌红干少苔，脉细数。

387. 什么叫亡阴证？它的一般临床表现是怎样的？

亡阴证，是机体阴液衰竭所表现的一种危重证候。

临床表现常见大汗不止，汗热而黏，肌肤温热，脉细数或躁疾，按之无力。

本证的病因常见于三个方面：一是高热、大汗、大吐、大泻、大出血等致阴液迅速丧失；二是阴亏日久，渐至枯竭；三是阳虚日久，反致阴液耗竭。阴竭则真阴外脱故见汗出不止；阴虚则热，故有汗热而黏、肌肤温热等一系列热象。本证究属虚证，故脉细数或虽似实躁疾，必按之无力。

388. 什么叫亡阳证？它的一般临床表现是怎样的？

亡阳是机体阳气暴脱所表现的一种危重证候。

亡阳的临床表现常见冷汗淋漓，四肢厥冷，呼吸气微，舌淡暗，脉微欲绝。

亡阳的病因亦有三个方面：一是邪气极盛，暴伤阳气；二是阳虚亡脱；三是亡阴导致亡阳。阴阳离决，虚阳外越，津随阳泄则冷汗淋漓；阳衰则阴病故四肢厥冷；阳衰不能鼓动脉气则脉微欲绝。

二、气血津液辨证

（一）气病辨证

389. 什么叫气血津液辨证？

气血津液辨证，是运用气血津液和脏腑的有关理论，根据疾病的不同临床表现，找出气血津液的病理变化规律和病理改变具体状况的一种辨证方法。

390. 什么是气虚证？气虚证的临床表现是怎样的？

气虚证是脏腑组织机能减退所表现的证候。

气虚证的临床表现是：少气懒言，神疲乏力，声音低微，头晕目眩，自汗，活动时诸症加剧，舌淡苔白，脉虚无力。

本证以全身机能活动低下的表现为辨证要点。由于元气亏虚，脏腑组织机能减退，所以少气懒言，神疲乏力，声音低微；气虚清阳不升，不能温养头目，则头晕目眩；气虚毛窍疏松，外卫不固则自汗；劳则耗气，故活动时诸症加剧；气虚无力鼓动血脉，血不上荣于舌而见舌淡苔白；运血无力，故脉象按之无力。

391. 什么叫气滞证？气滞证的临床表现是怎样的？

气滞证是人体某一脏腑，某一部位气机阻滞，运行不畅所表现的证候。

气滞常见症状有：胸胁脘腹胀、闷、痞、痛，其症时轻时重，且按之无形，部位多不固定。

气滞证，以胀闷，疼痛为辨证要点。随着病变部位的不同而有限于局部的胀痛，或疼痛攻窜移动的不同表现，故常称"胀痛"、"窜痛"、"攻痛"、为气滞疼痛的特征。人体气机以通顺为贵，一有郁滞，轻则胀闷，重则疼痛，无论脏腑经络肌肉关节，皆能反映这一现象。气机郁滞，是机体内部的病理变化，而引起气滞的原因很多，因而在辨证时，必须根据辨证求因的原则，首先辨别病因。如食积胃脘，而致胃气郁滞；瘀阻经脉，可使脉道之气阻滞等。其次要联系病位，如胸痛以心肺病变居多，胁痛以肝胆病变常见，四肢关节痛，多见于经络病等。所以对气滞证的诊断，除掌握胀闷疼痛的病理反应特点外，还须辨明病因，确定病位，才有实际意义。

392. 什么是气逆证？气逆证的临床表现是怎样的？

气逆证是指气机升降失常，逆而向上所引起的证候，临床以肺胃之气上逆和肝气升发太过的病变为多见。

肺气上逆，则见咳嗽喘息；胃气上逆，则见呃逆、嗳气、恶心、呕吐；肝气上逆，则见头痛，眩晕，昏厥等。

肺气上逆，多因感受外邪或痰浊壅滞，使肺气不得宣发肃降，上逆而发喘咳。胃气上逆，可由寒饮、痰浊、食积等停留于胃，阻滞气机或外邪犯胃，使胃失和降，上逆而为呃逆、嗳气、恶心、呕吐。肝气上逆，多因郁怒伤肝，肝气升发太过，气火上逆而见头痛、眩晕、昏厥；血随气逆而上涌，可致呕血。

（二）血病辨证

393. 什么是血虚证？血虚证的临床表现是怎样的？

血虚证，是血液亏虚，脏腑百脉失养，表现为全身虚弱的证候。

血虚证常见面白无华或萎黄，眼睑、口唇、爪甲淡白，头晕眼花，心悸失眠，手足发麻，妇女经血量少色淡，衍期甚或闭经，舌淡苔白，脉细无力。

血虚证，以体表肌肤黏膜组织呈现淡白以及全身虚弱为特征。人体脏腑组织，赖血液之濡养，血盛则肌肤红润，体壮身强，血虚则肌肤失养，面唇爪甲舌体皆呈淡白色。血虚脑髓失养，睛目失滋，所以头晕眼花。心主血脉而藏神，血虚心失所养则心悸，神失滋养而失眠，经络失滋致手足发麻，脉道失充则脉细无力。女子以血为用，血液充盈，月经按期而至，血液不足，经血乏源，故经量减少，经色变淡，经期迁延，甚至闭经。

394. 什么叫血瘀证？血瘀证的临床表现是怎样的？

由瘀血内阻而引起的病变，即为血瘀证。

血瘀证常见疼痛如针刺刀割，痛有定处、拒按，常在夜间加剧；肿块在体表者，色呈青紫，在腹内者，坚硬按之不移，称为癥积；出血反复不止，色泽紫暗，中夹血块，或大便色黑如柏油；面色黧黑，肌肤甲错，口唇爪甲紫暗，或皮下紫斑，或肤表丝状如缕，或腹部青筋外露，或下肢筋青胀痛等；妇女常见经闭；舌质紫暗，或见瘀斑瘀点，脉象细涩。

血瘀证，以痛如针刺，痛有定处，拒按，肿块，唇舌爪甲紫暗，脉涩等为辨证要点。瘀血内停，络脉不通，气机受阻，不通则痛；瘀血为有形之邪，阻碍气机运行，故疼痛剧烈，如针刺刀割，部位固定不移；按压则气机更滞，故疼痛益甚而拒按；夜间阳气入脏，阴气用事，阴血凝滞更甚，所以疼痛更剧；瘀血凝聚局部，日久不散，或成体表之青紫肿块，或成体内之癥积。瘀血阻塞络脉，阻碍气血运行，致血涌络破，不得循经而外溢，其离经之血，排出体外者，则见出血；停聚体内者，凝结为瘀，转而堵塞脉络，成为再次出血的原因。因瘀血引起的出血，其特点是出出停停，反复不已，血色多见紫暗，且有血块夹杂其中。瘀血内阻，气血运行不利，肌肤失养，则面色黧黑，皮肤粗糙如鳞甲，甚则口唇爪甲紫暗。由于瘀阻部位不同，症状表现亦不一致，如瘀阻皮下，则皮下紫斑；瘀阻肤表络脉，则皮肤表面出现丝状如缕；瘀阻肝脉，则腹部青筋暴露；瘀阻下肢，常见小腿青筋隆起，弯曲，甚至蜷曲成团。瘀血内阻，新血不生，则妇女可见经闭。舌体紫暗，脉象细涩，常为瘀血之征。

395. 什么是血热证？它的临床表现是怎样的？

血热证，是指血分有热所表现的证候。

本证常见症状有：咳血、吐血、衄血、尿血、便血，妇女月经提前，量多或崩漏，疮疡肿毒等，或伴有心烦，口渴，身热，舌红绛苔黄燥，脉数等全身症状。

血热证，以出血和热象为主要审证要点。血之运行，有其常道，脏腑火热，内迫血分，血热沸腾，致络伤不能循其常道而血溢，由于所伤脏腑不同，故出血部位有异，如肺络伤则见咳血；胃络伤则见吐血；膀胱络伤则见尿血；大肠络伤则见便血。衄血有鼻衄、齿衄、舌衄、肌衄等不同，皆与所属脏腑之火热炽盛，络脉损伤有关。血热为实证，热邪灼伤津液，则身热口渴；热邪扰乱心神，则心烦。血热则血流加速，脉络充盈，故舌质红绛；脉行加速，血流涌盛，故脉数有力。

396. 什么是血寒证？血寒证的临床表现是怎样的？

血寒证，指寒邪客于血脉，脉寒气滞，血行不畅所表现的证候。

本证临床常见症状有：手足冷痛，肤色紫暗发凉，喜暖恶寒，得温痛减，妇女月经后期，少腹疼痛，形寒肢冷，经色紫暗，夹有血块，或痛经、闭经，舌淡暗苔白，脉沉迟涩。

血寒证，以手足局部疼痛，肤色紫暗为主要表现。寒为阴邪，其性凝滞收引，寒邪侵袭血脉，脉道收引，血行不畅，致手足络脉瘀滞，气血不得畅达，而见局部冷痛，肤色紫暗。血得温则行，得寒则凝，所以喜暖怕冷，得温痛减。此证还常见于妇女，在经产期贪凉饮冷，致寒客血脉，宫寒血瘀，而见少腹冷痛；阳气被遏，不能外达肌肤，则形寒肢冷；瘀滞胞宫，经血受阻，所以月经后期，经色紫暗，夹有血块。寒凝经脉，气血运行受阻，不能上营于舌，故舌质淡暗苔白。沉脉主里，迟脉主寒，涩脉主瘀，脉沉迟涩，为血寒血瘀证的脉象。

（三）津液病辨证

397. 什么是津液不足证？津液不足证的临床表现是怎样的？

津液不足，又称津亏、津伤。是指由于津液亏少，全身或某些脏腑组织器官失其濡润滋养而出现的证候，属内燥证。

津液不足临床常见症状有：口燥咽干，唇燥而裂，皮肤干燥甚或干枯无泽，小便短少，大便干结，舌红少津，脉细数。

津液不足证，以肌肤口唇舌咽干燥现象及尿少便干为审证依据。机体内而脏腑，外至肌肤，均有赖于津液的濡养。津液亏耗，上不能滋润口咽，则口燥咽干，唇燥而裂；外不能濡养肌肤，则皮肤干燥枯槁；下不能化生小便，濡润大肠，则尿少便干。津液不足，血液化生亦减少，津血亏虚致生内热，故舌红少津，脉见细数。

398. 什么是痰证？痰证的临床表现是怎样的？

痰证是指水液凝结，质地稠厚，停聚于脏腑、经络、组织之间而引起的病证。

临床常见症状有：咳痰气喘胸闷；脘腹胀闷不舒，恶心，呕吐痰涎，喉中痰鸣，食欲不振，头晕目眩；神昏癫狂；肢体麻木，半身不遂；瘿瘤瘰疬痰核，梅核气；舌苔白腻或黄腻，脉滑等。

痰证临床表现多端，一般可结合下列表现作为判断依据：吐痰或呕吐痰涎，或神昏时喉中痰鸣，或肢体麻木，或见痰核，苔腻，脉滑等。痰阻于肺，宣降失常，肺气上逆，则咳嗽，气喘，咯痰；气为痰阻，肺气不利则胸闷不舒。痰滞于胃，胃失和降则脘腹胀闷，食欲不振；胃气上逆则恶心呕吐，痰涎随之升越；由于胃气为痰所遏，清阳不得上升，所以头晕目眩。痰迷于心，心神受蒙，可见神志昏蒙，发为癫证、狂证。痰停经络，气血运行不利，可见肢体麻木，半身不遂；痰结皮下、肌肉，局部气血不畅，凝聚成块，在颈多见瘰疬，瘿瘤，在肢体多见痰核，在乳房多见乳癖，在咽喉多见梅核气即喉中有异物梗阻感，吞之不下，吐之不出。痰证舌苔多腻，白腻为痰湿，黄腻为痰火，滑脉为有痰之征。

399. 什么是饮证？本证的常见临床表现是怎样的？

饮证是指水饮质地清稀，停滞于脏腑组织之间所表现的病证，多由脏腑机能衰退或障碍等原因引起。

临床常见症状有：咳嗽气喘，咳吐痰涎清稀量多，喉中痰鸣，胸闷，甚或倚息不得平卧，心悸，或下肢浮肿，或脘痞腹胀，水声漉漉，泛吐清水，食欲减退，或胸胁胀闷作痛，舌苔白滑，脉弦等。

本条饮证，以饮停于肺、胃肠、胸胁的病变为主。饮停于肺，肺气上逆则咳喘胸闷；饮为阴邪，质地稀薄，故痰涎清稀量多；饮阻气道，肺气逆而不降，故喉中痰鸣，喘息不能平卧。水饮凌心而见心悸；脾胃阳虚，可见下肢浮肿，饮停肠胃，气机不畅，故脘痞腹胀。水在胃，胃中有振水声，水在肠，肠间有漉漉水鸣声。由于水饮内停，腐熟功能失常，胃气逆而向上，故见泛吐清水，食欲减退；饮停胸胁，胸胁为气机升降之道，气道受阻，络脉不利，故胸胁胀闷作痛。饮为阴邪，故苔见白滑，弦脉主饮，为水饮病常见的脉象。

400. 什么是水停证？水停证的临床表现主要有哪些？

水液内停证是指肺、脾、肾三脏功能失常，致使水液代谢失调，停聚于体内或泛滥于肌肤而产生的病证。

水停证主要症状是水肿。若水肿先从头面、眼睑开始，继而遍及全身，来势迅速，常伴见恶寒发热、脉浮等症，多系风邪犯肺，肺卫失宣；若全身水肿，来势较缓，按之没指，伴有肢体沉重困倦、小便短少、脘闷纳呆、泛恶欲吐、舌苔白腻、脉沉，为水湿外侵，脾为湿困，运化失职。以上属实证，为阳水。或从足部开始，腰以下肿甚，伴有腰膝冷痛、四肢不温、纳呆便溏、面色苍白、脉沉迟无力等，为脾肾阳衰，不能升清降浊，属虚证，为阴水。

三、脏　腑　辨　证

401. 什么叫脏腑辨证？

脏腑辨证，是根据脏腑的生理功能、病理表现，对疾病证候进行分析归纳，借以推究病机，判断病变的部位、性质、正邪盛衰情况的一种辨证方法。

脏腑辨证是临床各科的诊断基础，是辨证体系中的重要组成部分。

（一）心与小肠病辨证

402. 心气虚证与心阳虚证的临床表现是怎样的？二者怎样鉴别？

心气虚是心的生理功能活动衰退所表现的证候；而心阳虚是指心的功能衰退出现虚寒症状时的证候。

心气虚与心阳虚的共同点是：心悸怔忡，胸闷气短，活动后加重，自汗。若伴面色淡白或㿠白，舌淡苔白，脉弱无力，为心气虚；若兼见畏寒肢冷，心痛，舌淡胖，苔白滑，脉微细，为心阳虚。

心气虚证，以心脏及全身机能活动衰弱为特征；心阳虚证，在心气虚证的基础上出现虚寒症状。心气虚衰，轻则心悸，重则怔忡。心位胸中，心气不足，胸中宗气运转无力，则胸闷气短。劳累耗气，活动则心气益虚，症情即随之加剧。气虚卫外不固则自汗。心气不足，血液运行无力不能上荣则面色淡白或㿠白，舌淡苔白；血行失其鼓动则脉虚无力。若病情进一步发展，气虚及阳，损伤心阳，不能温煦肢体，故兼见畏寒肢冷；阳虚则寒盛，寒凝经脉，气机郁滞，心脉痹阻不通，所以心痛暴作，痛势多见剧烈；舌淡胖苔白滑，是阳虚寒盛之征；阳虚阴盛，无力推动血行，脉道失充，则脉象微细。

403. 心阴虚证与心血虚证的临床表现是怎样的？二者怎样鉴别？

心血虚证是指由于心血亏虚，不能濡养心脏而表现的证候；心阴虚证是指由于心阴亏损，虚热内扰所表现的证候。

二证的共同临床表现为：心悸、失眠、多梦。若兼见面白无华、眩晕健忘、爪甲和唇舌淡白、脉细弱，为心血虚；若兼见五心烦热、潮热盗汗、两颧发红、舌红少津、脉细数，为心阴虚。

心血虚与心阴虚二证均属心之阴血不足，故均以心悸、失眠、多梦为主症。不同之处是心血虚尚有血虚不荣而致的面唇、爪甲及舌质的淡白。而心阴虚常有阴虚而生内热的烦热，颧红盗汗，舌红少津，脉数等症状（二者鉴别见表4-4）。

表4-4　心血虚与心阴虚二证鉴别表

证　别	主　症	兼　症	舌　苔	脉　象
心血虚	心悸怔忡，失眠多梦	眩晕，健忘，面色、口唇淡白无华	舌淡白，苔少	脉象细弱
心阴虚		五心烦热，潮热盗汗，两颧发红	舌红少津，苔少	脉象细数

404. 痰火扰心证的临床表现是怎样的？

痰火扰心证是指痰火扰乱心神所表现的神志异常证候。

本证的临床表现为：发热气粗，面红目赤，痰多黄稠，喉间痰鸣，躁狂谵语，或见烦躁失眠，胸闷，头晕目眩，或见语言错乱，哭笑无常，狂躁妄动，登高而歌，弃衣而行，打人毁物，不避亲疏，舌红苔黄腻，脉滑数。

痰火扰心证，有外感和内伤之分，外感多以高热，痰多，神志不清为辨证要点；内伤杂病中，多以失眠心烦，神志狂乱为辨证要点。本证多由邪热亢盛，燔灼于里，炼液为痰，上扰心窍。里热蒸腾，充斥肌肤故见高热；火势上炎，则面红目赤；热盛机能活动亢进，而见呼吸气粗；邪热灼津为痰，故痰液黄稠，喉间痰鸣；痰与火结，痰火扰心，心神昏乱，故躁扰发狂，胡言乱语；内伤痰火扰心而见烦躁失眠；若痰阻气道则见胸闷，痰火上扰清阳则见头晕目眩；若痰火极盛则出现神志狂乱之症，舌红苔黄腻，脉滑数，为痰火内盛之征象。

405. 心脉痹阻的临床表现是怎样的?

心脉痹阻证是指由于瘀血、痰浊、阴寒、气滞等因素阻痹心脉所致的证候。

临床表现为心悸怔忡、心胸憋闷作痛、痛引肩背内臂时作时止；或见痛如针刺，舌暗或有青紫斑点，脉细涩或结代；或为心胸闷痛，体胖痰多，身重困倦，舌苔白腻，脉沉滑或沉涩；或遇寒痛剧，得温痛减，形寒肢冷，舌淡苔白，脉沉迟或沉紧；或心胸疼痛而胀，胁胀，常喜太息，舌淡红，脉弦。

本证以心悸怔忡，心胸憋闷作痛为审证依据，多因正气先虚，心阳不振，有形之邪阻滞心脉所致。

406. 痰蒙心窍证的临床表现是怎样的?

痰蒙心窍证，是痰浊蒙闭心窍所表现的神志异常证候。

临床表现常见有：面色晦滞，意识模糊，语言不清，脘闷作恶，喉有痰声，甚则昏不知人，或精神抑郁，表情淡漠，神志痴呆，喃喃自语，举止失常；或突然仆地，不省人事，口吐痰涎，喉中痰鸣，两目上视，手足抽搐，口中如作猪羊叫声；舌苔白腻，脉滑。

痰蒙心窍证以神志不清，喉有痰声，舌苔白腻为辨证依据，本证常见于癫证、痫证或其他慢性病的危重阶段。亦可见于外感湿浊之邪，困阻中焦，酝酿成痰上蒙心窍者。痰湿内阻，肝气郁结，疏泄失职，故精神抑郁，表情淡漠；痰浊内盛，心神被蒙，故意识痴呆，喃喃自语，举止失常。肝风内盛，挟痰上蒙心窍，则突然仆地，不省人事，口吐痰涎，喉中痰鸣；肝主筋，开窍于目，肝风内动，筋失约束，目系急，故手足抽搐，目睛上视；肝气上逆，喉中痰涌，痰为气激，故发出声响如猪羊叫。外感湿浊之邪，湿浊郁遏中焦，清阳不升，浊气上泛，故见面色晦滞；湿邪阻于脾胃，升降失常，胃气上逆，则脘闷作恶；湿邪留滞不化，酝酿成痰，痰随气升则喉中痰鸣；上蒙心窍，则意识模糊，语言不清，甚则不省人事。舌苔白腻，脉滑均是痰浊内盛征象。

407. 痰火扰心和痰迷心窍的临床表现有何异同?

痰火扰心与痰迷心窍两证均有神志异常及痰浊内盛的症状。不同之处是痰迷心窍无火热之证候，以神志昏蒙、淡漠、抑郁、痴呆等相对静止的症状为特征，属阴证；痰火扰心则火热证候明显，以躁狂谵妄、面赤、发热等燥热的症状为特征，属阳证。

408. 心火上炎证的临床表现是怎样的?

心火上炎证是心火内盛、冲炽于上所表现的证候。

心火上炎的临床表现为：心胸烦热，夜不能寐，面赤口渴，口舌生疮，或腐烂疼痛，溲黄便干，舌尖红绛，脉数有力。或见狂躁谵语，或见吐血、衄血。

心火上炎证以心火炽盛及面、舌、脉等有关组织出现实火热炽的症状为审证要点。由于心位胸中，心火内炽故自觉心胸部烦闷发热。心主神明，火热内扰心神则失眠，甚则狂躁谵语。心火上炎则面赤，口舌生疮，重则腐烂疼痛。内火炽盛，煎灼津液，则口渴，溲黄，便干。舌尖红苔黄，脉数有力，属里热征象。心火上炎，冲炽血脉，血热妄行，则见吐血衄血。

409. 小肠实热证的临床表现是怎样的?

小肠实热证，是小肠里热炽盛所表现的证候。

小肠实热证的临床表现为：心烦口渴，口舌生疮，小便赤涩，尿道灼痛，尿血，舌红苔黄，脉数。

小肠实热证以心火炽盛及小便赤涩灼痛为辨证要点。心与小肠相表里，心热下移小肠，故小便赤涩，尿道灼痛；热甚灼伤阴络则可见尿血；心火内炽，热扰心神则心烦；津为热灼则口渴；心火上炎则口舌生疮；舌红苔黄，脉数，为里热之征。

410. 心火上炎证与小肠实热证的临床表现有何异同？

心火上炎证与小肠实热证的共同点是均有心烦口渴，夜不能寐等心火炽盛之征；不同点，心火上炎以面、舌热象为主症，即面红口渴，舌尖红苔黄，或口舌生疮，甚或腐烂疼痛等；小肠实热以小便热炽为主症，即小便赤涩，尿道灼痛，尿血等（见表4-5）。

表4-5　心火上炎与小肠实热二证鉴别表

证别	主症	兼症	舌苔	脉象
心火上炎	心胸烦热，夜不能寐，面赤口渴，口舌生疮	溲黄便干	舌尖红苔黄	脉数有力
小肠实热	小便赤涩，尿道灼痛，尿血	心烦口渴，口舌生疮	舌红苔黄	脉数

（二）肺与大肠病辨证

411. 肺气虚证的临床表现是怎样的？

肺气虚证，是指肺功能活动减弱，其主气及卫表功能失职所表现的证候。

临床常见症状有：咳喘无力，气少不足以息，动则益甚，痰液清稀，声低气微，面色淡白，神疲体倦。或有自汗，畏风，易于感冒。舌淡苔白，脉虚。

肺气虚证，一般以咳喘无力，气少不足以息和全身机能活动减弱为辨证要点。肺气被耗，则宗气不足，呼吸功能减弱，因而咳喘无力，气少不足以息，且动则耗气，所以喘息动则益甚。肺气不足，输布水液功能失职，聚湿成痰，痰随肺气而上逆，故咳痰清稀。喉为发音器官，赖肺气以充养，肺气虚则声低气微。面色淡白，神疲体倦，是气虚常见症状。肺气虚不能宣发卫气于肌表，腠理不密，卫表不固，故见自汗，畏风；防御功能降低，易受外邪侵袭而患感冒。舌淡苔白，脉虚为气虚之征。

412. 肺阴虚证的临床表现是怎样的？

肺阴虚证，是肺阴不足，虚热内生所表现的证候。

临床常见症状有：咳嗽无痰、或痰少而黏，不易咳出，或痰中带血，咽干口燥，声音嘶哑，形体消瘦，午后潮热，盗汗颧红，五心烦热，舌红少津，脉细数。

肺阴虚证，以肺病常见症状和阴虚内热证共见为诊断依据。肺主清肃，性喜柔润，肺阴不足，虚热内生，肺为热蒸，气机上逆而为咳嗽；津为热灼，炼液成痰，量少质黏，不易咳出；肺络受灼，络伤血溢则痰中带血；肺阴亏虚，上不能滋润咽喉则咽干口燥，喉失阴津濡润，并为虚火所蒸，以致声音嘶哑；外不能濡养肌肉则形体消瘦。虚热内炽则午后潮热，五心烦热；热扰营阴为盗汗；虚热上炎则颧红；舌红少津，脉象细数，皆为阴虚内热之象。

413. 寒痰阻肺证的临床表现是怎样的？

寒痰阻肺证是指寒邪、痰浊合并，郁阻于肺所表现的证候。

临床表现有：咳嗽，痰白质稀，量多，易咯，胸闷，气喘痰鸣，形寒肢冷，舌淡苔白腻，脉迟缓或滑。

因寒邪与痰浊合并，壅阻于肺，肺失宣降，气机上逆，故见咳嗽气喘痰鸣；寒为阴邪，故痰白质稀，且量多易咯；寒痰壅遏气机，气机不舒则胸闷，阳气被寒邪所郁，不能温煦肌肤，故见形寒肢冷；寒性凝滞，气血运行不畅，血不能上荣于舌，故见舌淡，寒痰上蕴于舌则舌苔白腻；寒凝脉道，故脉象迟缓，脉滑主湿。

414. 痰热壅肺的临床表现是怎样的？

痰热壅肺，是指温热犯肺，灼津酿痰，或痰湿壅肺蕴郁化热，使肺气不得宣降所表现的证候。

临床常见症状有：咳嗽气喘，痰黄稠而黏或咯血痰，胸闷疼痛，或鼻翼搧动，张口抬肩不能平卧，身热，口中黏腻，舌红，苔黄腻，脉滑数。

本证以咳嗽气喘、胸闷疼痛为辨证要点。邪热壅肺，蒸液成痰，痰热壅滞，宣降无权，而致咳嗽气喘，胸闷疼痛。痰热互结则咳痰黄稠黏腻，若热盛灼伤血络，则咳血痰；痰热壅肺，气机不畅则鼻翼搧动，张口抬肩不能平卧。痰热郁蒸，故身热，口中黏腻。舌红苔黄腻，脉滑数，均为痰热之征。

415. 怎样鉴别寒痰阻肺证与痰热壅肺证？

寒痰阻肺证与痰热壅肺证两者均有咳嗽，气喘，胸闷等症。所不同者，寒痰阻肺证属于寒证，临床表现为寒象，如痰白清稀，量多易咳，形寒肢冷，舌淡苔白，脉迟缓。而痰热壅肺证属于热证，临床表现为热象，如咳痰黄稠黏腻，身热，舌红苔黄腻，脉滑数。

416. 风寒犯肺的临床表现是怎样的？

风寒犯肺证，是外感风寒，犯扰肺系，肺气被束所表现的证候。

临床常见症状有：咳嗽，咯痰清稀色白，鼻塞流清涕，伴恶寒、发热、无汗，舌淡苔白润，脉浮紧。

风寒犯肺证，以咳嗽为主症，兼见风寒表证为特征。感受风寒，肺气被束不得宣发，逆而为咳；寒属阴，故咯痰清稀色白。鼻为肺窍，肺气失宣，鼻窍通气不畅致鼻塞而流清涕。肺主气属卫，邪客肺卫，卫气郁遏则恶寒，正气抗邪则发热，毛窍郁闭则无汗。由于邪未内传，故舌苔未变，脉浮主表，紧主寒，为感受风寒之征。

417. 风热犯肺证的临床表现是怎样的？

风热犯肺证，是外感风热，侵犯肺系，肺气受病所表现的证候。

临床常见症状有：咳嗽，咯痰黏稠色黄，鼻塞流黄涕，身热，微恶风寒，口干咽痛，舌尖红苔薄黄，脉浮数。

风热犯肺证，以咳嗽与风热表证共见为特点。风热袭肺，肺失清肃则咳嗽。风热为阳邪，灼液为痰故咳痰黏稠色黄。肺气失宣，鼻窍不利，津液为风热所熏，所以鼻塞不通，鼻流黄涕。肺气属卫，肺卫受邪，卫气抗邪则发热，卫气郁遏故恶风寒，风热上扰，津液被耗则口干，咽喉不利故咽痛。肺位在上，舌尖部常候上焦病变，肺为风热侵袭，所以舌尖发红；苔薄黄为有热之征。浮脉主表，数脉主热，浮数并见，为风热犯肺的常见脉象。

418. 怎样鉴别风寒犯肺证和风热犯肺证？

风寒犯肺证与风热犯肺证两者均有咳嗽，吐痰，恶寒发热等症状。但风寒犯肺证表现为寒象，如咳痰清稀量多，鼻流清涕，舌淡苔白润，脉紧等；风热犯肺证表现为热象，如咳痰黏稠而黄，鼻流黄涕，舌尖红，苔薄黄，脉数等（见表 4-6）。

表 4-6　风热犯肺与风寒犯肺二证鉴别表

证　别	主　症	兼　症	舌　苔	脉　象
风寒犯肺	咳嗽,咳痰清稀色白	鼻塞流清涕,恶寒,发热,无汗	舌淡苔白润	脉浮紧
风热犯肺	咳嗽,咳痰黏稠色黄	鼻塞流黄涕,身热,微恶风寒,口干咽痛	舌尖红苔薄黄	脉浮数

419. 燥邪犯肺证的临床表现是怎样的？

燥邪犯肺证，是指秋令感受燥邪，侵犯肺卫，肺失宣降所表现的证候。

临床症状有：干咳无痰或痰少而黏，不易咯出，或痰中带血，唇干舌燥，鼻干咽燥，或伴恶寒发热，头身疼痛，胸痛。舌红苔白少津，脉浮数或细数。

燥邪犯肺证，以肺系症状表现干燥少津为审证要点。燥邪易伤肺津，由于肺津受伤，肺失滋润，清肃失职，故干咳无痰，或痰少而黏，不易咯出，温燥灼伤血络则痰中带血。肺津受伤，气道失其濡润，所以唇、舌、咽、鼻都见干燥现象。肺气通于卫，肺为燥邪所袭，故往往兼见恶寒发热，头身疼痛。燥邪化火，烧灼肺系，则胸痛。燥邪伤津，津伤阳亢，故舌质多红，邪偏肺卫，苔多白，脉多见浮数，津伤较著多见细数。

420. 大肠湿热证的临床表现是怎样的？

大肠湿热证，是指湿热侵袭大肠所表现的证候。

临床常见症状有：腹痛，下利赤白黏冻或脓血，里急后重；或暴注下泄，色黄黏而臭。伴见肛门灼热，小便短赤，口渴，或有恶寒发热，但热不寒等症。舌红苔黄腻，脉濡数或滑数。

大肠湿热证，以排便次数增多，或下利黏冻，或下黄色稀水与湿热内阻现象共见为辨证要点。湿热侵袭大肠，壅阻气机，故腹中疼痛，湿热熏灼肠道，脉络损伤，血腐为脓而见赤白黏冻或脓血便；热壅肠道，则腹中急迫，故时欲排便，且有腹中急迫感；湿阻大肠，气机壅滞，大便不得畅通，则肛门重坠。湿热侵犯大肠，津为热迫而下注，可见便次增多，下黄色稀水便。热炽肠道，则肛门灼热；水液从大便外泄，故小便短少黄赤；口渴亦为热盛伤津之征。若表邪未解，则可见恶寒发热；邪热在里，则但热不寒。舌红苔黄腻，为湿热之象。湿热为病，有湿重、热重之分，湿重于热，脉象多见濡数，热重于湿，脉象多见滑数。

421. 大肠津亏证的临床表现是怎样的？

大肠液亏证，是指津液亏虚，不能濡润大肠所表现的证候。

临床常见症状有：大便秘结干燥，难以排出，常数日一行，或伴口干咽燥，或伴见口臭头晕等症，舌红少津，脉细涩。

大肠液亏证，以大便干燥难于排出为主症。大肠津液不足，失其濡润，故大便秘结干燥，难于排出，阴液亏虚，不能上乘于口咽，口咽失润，故口干咽燥。大便日久不解，浊气不得下泄而上逆，致口臭头晕。阴伤则阳亢，故舌红少津。津亏脉道失充，故脉来细涩。

（三）脾与胃病辨证

422. 脾失健运证的临床表现是怎样的？

脾失健运，是指因脾气虚弱而致脾运化功能失常所表现的证候。

临床常见症状有：纳少，腹胀，食后尤甚，大便稀溏，肢体倦怠，精神不振，少气懒言，面色萎黄或㿠白，形体或浮肿，或消瘦，舌淡苔白，脉缓弱。

本证以消化功能减退和气虚征象共见为辨证要点。脾气虚弱，运化功能减退，胃气亦弱，水谷消化减慢，故食少腹胀，若食，脾胃受困，消谷更难，故食后腹痛更甚。脾虚运化失常，水湿不化，注于肠中，则大便稀溏。若脾失健运，气血生化无源，机体失其濡养，则出现肢体倦怠，精神不振，少气懒言，形体消瘦，面色萎黄等一系列气虚之象。脾不健运，水湿浸淫肌肤，故见浮肿，面色㿠白。舌淡苔白，脉象缓弱，为脾气虚弱之象。

423. 中气下陷证的临床表现是怎样的？

中气下陷，是指脾气亏虚，升举无力而反下陷所表现的证候。本证是脾气虚弱的一种特殊表现形式。

临床常见症状有：脘腹坠胀，食后益甚；或便意频数，肛门重坠；或久泻不止，甚或脱肛；或见胃下垂，子宫下垂。常伴见少气乏力，肢体倦怠，声低懒言，头晕目眩，舌淡苔白，脉弱等。

临床以脾气虚证和内脏下垂为辨证要点。脾气主升，若脾气虚则升举无力而致内脏下垂，如脘腹坠胀，肛门重坠、脱肛，胃下垂，子宫下垂。脾气虚，中气下陷，则时有便意或下利不止。中气不足，气血生成无源，全身机能活动减退，则见少气乏力，肢体倦怠，声低懒言。脾气虚不能升发清阳，则头晕目眩。舌淡苔白，脉弱，皆为脾气虚弱之象。

424. 脾不统血证的临床表现是怎样的？

脾不统血，是指脾气亏虚不能统摄血液而致血溢脉外所表现的证候。本证为脾气虚弱所表现的另一种特殊形式。

临床常见症状有：便血，尿血，衄血，或妇女月经过多，崩漏等。常伴神疲乏力，少气懒言，面色苍白或无华，食少便溏，舌淡苔白，脉细弱等脾气虚弱的证候。

本证以脾气虚之象和出血共见为辨证要点。若脾气亏虚，统摄无权，致血液不能循经而溢于脉外，则出现各种出血症：如溢于胃肠则见便血；溢于膀胱则见尿血；溢于肌肤则为肌衄；溢于齿龈则为齿衄；脾气虚统血无权，在妇女则冲任不固，故月经过多，甚则崩漏。反复出血，营血亦虚，肌肤失养，则面色苍白或无华。同时兼见神疲乏力、少气懒言、食少便溏、舌淡苔白、脉细弱等脾气虚弱的征象。

425. 脾气虚三证（脾失健运、中气下陷和脾不统血证）**怎样鉴别？**

脾失健运，中气下陷和脾不统血证三者的相同点都有脾气虚的症状，即脘腹虚胀，食少便溏，纳呆，肢体倦怠，少气懒言，面色萎黄或苍白无华，舌淡苔白，脉弱等。不同点，脾失健运证伴见浮肿消瘦；中气下陷证伴见脘腹、肛门坠胀，或胃、子宫、肛门等下坠。脾不统血证伴见各种出血症。

426. 脾阳虚的临床表现是怎样的？

脾阳虚证，是指脾阳虚衰，阴寒内生，机体失于温煦所表现的证候。

临床常见症状有：食少腹痛腹胀，喜温喜按，大便溏薄，面色㿠白，四肢不温，或肢体困重，或周身浮肿，小便不利，或白带量多质稀，舌淡胖，苔白滑，脉沉迟无力。

脾阳虚证，以食少腹胀和寒象为辨证要点。脾脏阳气虚，运化失健，则食少。阳虚阴盛，寒从中生，寒凝气滞，故腹痛腹胀，喜温喜按。脾阳虚，运化失职，水谷不化，清浊不分，则大便溏薄，甚则完谷不化。四肢禀气于脾胃，脾阳虚不能外温四末，故四肢不温。阳虚水湿上犯于面，则面色㿠白。中阳不振，水湿内停，膀胱气化失司，则小便不利；流溢肌肤，则肢体困重，甚则全身浮肿；妇女带脉不固，水湿下渗，可见白带清稀量多。舌淡胖，苔白滑，脉沉迟无力，皆为阳虚、水寒之气内盛之征。

427. 胃阴虚的临床表现是怎样的？

胃阴虚证，是胃之阴液亏虚，胃失濡润所表现的证候。

临床常见症状有：胃脘隐痛，饥不欲食，口燥咽干，大便干结，或脘痞不饥或干呕呃逆，伴潮热，盗汗，舌红少津，脉细数。

胃阴虚证，以胃病的常见症状和阴虚阳热证共见为辨证要点。胃阴不足，虚热内生，热郁胃中，胃气不和，致脘部隐隐疼痛，饥不欲食。胃阴亏虚，上不能滋润咽喉，则口燥咽干；下不能濡润大肠，故大便干结。胃失阴液滋润，胃气不和，可见脘痞不饥，阴虚热扰，胃气上逆，可见干呕呃逆，胃阴不足，虚火内生，则潮热，入睡阳入于阴，蒸津外出，则盗汗。舌红少津，脉象细数，皆是阴虚内热的征象。

428. 湿热蕴脾证的临床表现是怎样的？

湿热蕴脾证，是湿热内蕴中焦，运化失职所表现的证候。

临床常见症状有：脘腹痞闷不舒，食少，恶心呕吐，大便溏，小便短赤，肢体困重，或面目肌肤发黄，颜色鲜明如橘色，皮肤发痒，或身热起伏，汗出热不解，舌红苔黄腻，脉濡数。

湿热蕴脾证，以脾的运化功能障碍和湿热内阻的症状为辨证要点。湿热之邪蕴结脾胃，受纳运化失职，升降失常，故脘腹痞闷不舒，食少，恶心呕吐；湿热蕴脾，交阻下迫，故大便溏泻不爽，小便短赤。脾主肌肉，湿性重着，脾为湿困，则肢体困重。湿热内蕴脾胃，熏蒸肝胆，致胆汁不循常道，外溢肌肤，故皮肤发痒，面目发黄，其色鲜明如橘色。湿遏热伏，热处湿中，湿热郁蒸，故身热起伏，汗出而热不解。舌红苔黄主热，腻主湿，脉濡主湿，数主热，均为湿热内盛之征。

429. 寒湿困脾证的临床表现是怎样的？

寒湿困脾证，是寒湿内盛，脾阳被困，运化失职而表现的证候。

临床常见症状有：脘腹胀闷疼痛，食少便溏，泛恶欲吐，口淡不渴，头身困重，面色晦黄，或肌肤面目发黄，黄色晦暗如烟熏，或肢体浮肿，小便短少，舌淡胖苔白腻，脉濡缓。

寒湿困脾证，以脾的运化功能发生障碍和寒湿中阻的表现为辨证要点。脾性喜燥恶湿，寒湿内侵，中阳受困，脾气被遏，运化失司，故脘腹部轻则痞闷不舒，重则作胀疼痛，食欲减退。湿注肠中，则大便溏薄，甚至出现泄泻；胃失和降，故泛恶欲吐。寒湿属阴邪，阴液未伤，故口淡不渴。脾主肌肉，湿性重着，清阳被困，故头身困重；湿阻气滞，气血运行不利，不能外荣肌肤，所以面色黄晦。脾为寒湿所困，阳气不宣，胆汁随之外泄，故肌肤面目发黄，黄色晦暗如烟熏。阳气被寒湿所遏，不得温化水湿，泛滥肌表，可见肢体浮肿；膀胱气化失司，则小便短少。舌淡胖苔白腻，脉濡缓，皆为寒湿内盛的现象。

430. 湿热蕴脾和寒湿困脾二证如何鉴别？

湿热蕴脾证与寒湿困脾证的相同点都有脘腹痞闷胀痛，纳呆呕恶，便溏，头身困重或黄疸等湿邪阻遏之证。不同点，寒湿困脾证兼有寒象而湿热蕴脾证兼有热象。

431. 胃寒证的临床表现是怎样的？

胃寒证，是阴寒凝滞胃腑而致胃腑功能失调所表现的证候。

临床常见症状有：胃脘冷痛，轻则绵绵不已，重则剧痛，遇冷痛甚，得温痛减，口淡不渴；或恶心呕吐，或伴见神疲乏力，肢凉喜暖，食后痛减。舌淡苔白滑，脉迟或弦。

胃寒证，以胃脘冷痛和寒象共见为辨证要点。寒邪侵袭人体，阳气受伤者，则为虚寒证，阳气被遏者，则为实寒证。寒邪凝滞胃腑，络脉收引，气机郁滞，故胃脘疼痛，寒为阴邪，故疼痛遇冷加剧，得温则减。阴液未伤，故口淡不渴，寒邪伤胃，胃失和降而上逆则恶心呕吐。若疼痛反复发作，阳气耗伤，中气不足则神疲乏力；肢体失阳气温煦，故肢冷喜暖；进食后阳气得振，所以疼痛暂得缓解，舌淡苔白，脉迟均主寒，水饮多见苔滑，脉弦。

432. 胃热证的临床表现是怎样的？

胃热证，是胃中火热炽盛所表现的证候。

临床常见症状有：胃脘灼热疼痛，吞酸嘈杂，恶心呕吐，甚或食入即吐，或渴喜冷饮，消谷善饥，或牙龈肿痛溃烂出血，口臭，大便秘结，小便短赤，舌红苔黄，脉滑数。

胃热证，以胃病常见症状和热象共见为辨证要点。热炽胃中，胃腑络脉气血壅滞，故脘腹灼热疼痛；肝郁化火，横犯脾土，胃火上逆，则吞酸嘈杂，恶心呕吐，甚或食入即吐。胃热炽盛，功能亢进，耗津灼液，则渴喜冷饮，消谷善饥。胃络于龈，胃火循经上熏，气血壅滞，则牙龈肿胀疼痛，甚则化脓、溃烂；热迫于血，血热妄行，可见牙龈出血；胃热浊气上逆，故口臭。热盛伤津，大肠失润，则大便秘结；小便化源不足，则量少色赤。舌红苔黄，脉滑数均为热征。

433. 食滞胃脘证的临床表现是怎样的？

食滞胃脘证，是指饮食物停滞胃脘不得消化传导所表现的证候。

临床常见症状有：胃脘或胀或痛，纳呆，嗳气吞酸或呕吐酸腐食物，吐后胀痛得减，或肠鸣矢气，泄泻，泻下物酸腐臭秽，舌苔厚腻，脉滑。

食滞胃脘证，以胃脘胀闷疼痛，嗳腐吞酸为主要表现。胃气以降为顺，食停胃脘，胃气郁滞，则脘部或胀或痛。胃失和降而上逆，酸腐之物随气上越，故见嗳气吞酸，或呕吐酸腐食物。吐后实邪得消，胃气通畅，故胀痛得减。若食浊之气下移大肠，肠腑之气被郁，可致矢气频频，臭如败卵，大便溏泻，泻下物酸腐臭秽。食滞内停，胃中浊气上腾，则舌苔厚腻。邪气盛实，正气未虚，邪正斗争激烈，气血充盛，故脉来滑而有力。

（四）肝与胆病辨证

434. 肝血虚证的临床表现是怎样的？

肝血虚证，是肝血亏虚、血失濡养所表现的证候。

临床常见症状有：眩晕耳鸣，面白无华，爪甲不荣，夜寐多梦，视物不清或夜盲，或肢体麻木，关节拘挛，手足震颤，肌肉跳动，妇女常见月经量少、色淡，甚则闭经，舌淡苔白脉弦细。

肝血虚证，一般以筋脉、爪甲、两目、肌肤等失于血之濡养以及全身血虚的病理表现为辨证要点。肝血不足，不能上荣头面，故眩晕耳鸣，面白无华；爪甲失养，则干枯不荣；血虚不能安抚神志，则夜寐多梦；目失濡养，则视物不清，甚至成为夜盲。肝主筋，血虚筋脉失养，虚风内动，则见肢体麻木，关节拘挛屈伸不利，手足震颤，肌肉跳动等动风之象。妇女肝血不足，不能充盈冲任之脉，所以月经量少色淡，甚至闭经。舌淡苔白脉细，为血虚常见之征。

435. 肝阴虚的临床表现是怎样的？

肝阴虚证，是肝阴亏虚、虚热内生所表现的证候。

临床常见症状有：头目眩晕，耳鸣耳聋，两目干涩，视物不清，面部潮热，胁肋灼痛，五心烦热，骨蒸盗汗，口干咽燥，或见手足蠕动，舌红少津，脉弦细数。

肝阴虚证，一般以肝病症状和阴虚阳热证共见为辨证要点。肝阴不足，不能上濡头目，则头目眩晕，耳鸣耳聋，两目干涩，视物不清；阴虚阳热，虚火上炎，则面部潮热；虚火灼伤肝络，而见胁肋灼热疼痛；虚热内蒸，则五心烦热，骨蒸；虚火内扰营阴，则为盗汗。阴液亏虚不能上润，而见口干咽燥。肝阴亏虚，筋脉失养则手足蠕动。舌红少津，是阴虚内热之征。弦脉主肝病，细脉为阴虚，数脉为有热，故肝阴不足，虚热内炽，脉象出现弦细数。

436. 肝血虚证与肝阴虚证的临床表现如何鉴别？

肝血虚证与肝阴虚证的相同点都有筋、头目、爪等失于濡养见症，即眩晕耳鸣或耳聋，眼目干涩，视物不清，胁肋疼痛，肢体麻木，手足震颤等。不同点，肝血虚有浅表部位淡白无华；而肝阴虚证则有潮热盗汗，五心烦热，口干咽燥，舌红少津，脉细数等虚热征象。

437. 肝气郁结证的临床表现是怎样的？

肝气郁结证，是指肝之疏泄失常，气机郁滞所表现的证候。

临床常见症状有：胸闷喜太息，胸胁或少腹胀闷疼痛，烦躁易怒，或咽部梅核气，或颈部瘿瘤。妇女可见乳房作胀疼痛，痛经，月经不调，甚则闭经。舌苔薄白，脉弦。

肝气郁结证，一般以情志抑郁，肝经循行部位发生胀闷疼痛，以及妇女月经不调等为辨证要点。肝喜条达而恶抑郁，情志抑郁，肝气不舒，经气不利，故胸闷，喜太息，或胸胁乳房、少腹胀闷疼痛。肝气不舒，失其柔顺舒畅之性，故情绪急躁易怒。气郁生痰，痰随气逆，循经上行，搏结于咽则见梅核气，即咽部似有物阻塞，吐之不出，咽之不下；痰气聚于颈项则为瘿瘤。肝郁气滞，气血失和，冲任不调，故月经不调或经行腹痛，甚则闭经。

438. 肝火上炎证的临床表现是怎样的？

肝火上炎证，是肝经气火上炎所表现的证候。

临床常见症状有：头晕胀痛，面红目赤，耳鸣如潮，或耳聋，口苦口干，急躁易怒，不眠或多梦，胁肋灼痛，便秘尿黄，或吐血衄血，舌红苔黄，脉弦数。

肝火上炎证，一般以肝脉循行部位的头、目、耳、胁表现的火炽热盛症状作为辨证要点。火热上炎，清窍被扰，则头晕胀痛，面红目赤；火热循肝胆上冲，则耳鸣耳聋；肝热传胆，胆气循经上溢，则口苦；火热灼津，津不上乘于口，则口干，肝失条达柔顺之性，则烦躁易怒，热扰神志，则致失眠多梦；肝火内炽，气血壅滞肝络，则胁肋灼热疼痛；热盛耗津，故便秘尿黄。火热灼伤络脉，血热妄行，可见吐血衄血。舌红苔黄，脉弦数，均为肝经实火炽盛之征。

439. 肝阳上亢证的临床表现是怎样的？

肝阳上亢证，是指肝阴不足，肝阳偏亢所表现的证候。

临床常见症状有：眩晕耳鸣，头目胀痛，面红目赤，烦躁易怒，心悸失眠，健忘，或多梦易惊，腰膝酸软，舌红，脉弦有力或弦细数。

肝阳上亢证，一般以肝阳亢于上，肾阴亏于下的上盛下虚证候表现为辨证要点。肝肾之阴不足，阴不敛阳，肝阳亢逆，气血上冲，则眩晕耳鸣，头目胀痛，面红目赤；肝阳过亢失其柔顺，故烦躁易怒；阴虚阳热，虚热扰心，神不得安，则见心悸失眠，健忘多梦；腰为肾府，膝为筋府，肝肾阴虚，筋脉失养，故腰膝酸软无力；舌红，脉弦有力或弦细数，为肝肾阴虚，肝阳亢盛之象。

440. 肝阳化风的临床表现是怎样的？

肝阳化风证，是指肝阳过亢而表现动风的证候，多由肾阴久亏，肝阳失潜而暴发所致。

临床常见症状有：眩晕欲仆，头摇而痛，项强肢颤，语言謇涩，手足麻木，步履不正，或卒然昏倒，不省人事，口眼㖞斜，半身不遂，舌强不语，喉中痰鸣，舌红苔白或腻，脉弦有力。

肝阳化风证，一般根据患者平素具有肝阳上亢的现象结合当前突然出现肝风内动的症状，即可作出判断。肝肾之阴素亏，不能潜藏肝阳，而致肝阳日亢、上扰头目，则眩晕欲仆，或头部摇动不能自制；气血随风阳上逆，壅滞络脉，故头痛不止；肝主筋，风动筋挛，则项强肢颤；足厥阴肝脉络舌本，风阳窜扰络脉，则语言謇涩，发音含糊不清；肝肾阴虚，筋脉失养，故手足麻木；风动于上，阴亏于下，上盛下虚，所以步履不正。风阳暴升，气血逆乱，肝风挟痰上蒙清窍，则突然昏倒，不省人事；风痰窜扰脉络，患侧气血运行不利，弛缓不用，反受健侧牵拉，致半身不遂，口眼㖞斜，偏向一侧，不能随意运动；痰阻舌根，则舌体僵硬，不能语言；痰随风升，故喉中痰鸣。舌红为阴虚之象，白苔提示邪未化火，腻苔为挟痰之征，脉弦有力，是风阳扰动之象。

441. 热极生风的临床表现是怎样的？

热极生风证，是热邪亢盛引动肝风所表现的证候。

临床常见症状有：高热神昏，躁扰如狂，手足抽搐，颈项强直，甚则角弓反张，两目上视，牙关紧闭，舌红或绛，苔黄，脉弦数。

热极生风证，以高热与动风症状共见为辨证要点。邪热亢盛，充斥内外，则高热；热传心包，扰乱神志，致神志不清，躁扰不宁，甚则发狂；热灼肝经，阴液亏少，肝脉失其濡养，引动肝风而见手足抽搐，颈项强直，角弓反张，两目上视，牙关紧闭等筋脉挛急动风的表现。热邪内犯营血，则舌色红绛，脉象弦数，为肝经火热之征。

442. 血虚生风的临床表现是怎样的？

血虚生风证，是指因血虚致筋脉失养所表现的证候。

临床常见症状有：眩晕耳鸣，面色无华，视物不清或夜盲，肢体麻木，筋脉拘挛，手足震颤，肌肉跳动，妇女月经量少或闭经，舌淡苔白，脉弦细。

血虚生风证以眩晕、肢体麻木等症为辨证要点。肝血不足，不能上荣头目，则眩晕耳鸣，面色无华；血不濡养眼目，则视物不清或夜盲；血虚筋脉失养，则肢体麻木，筋脉拘挛，手足震颤，肌肉跳动；肝血不足，血海空虚，在妇女则月经量少，甚则闭经。舌淡苔白，脉弦细，均为肝血亏虚之征。

443. 阴虚动风的临床表现是怎样的？

阴虚动风证，是阴液亏虚引动肝风所表现的证候。

临床常见症状有：头目眩晕耳鸣，手足蠕动，潮热，盗汗，颧红，五心烦热，口干咽燥，两目干涩，舌红少苔而干，脉细数。

阴虚动风证以虚热证与动风症状为辨证要点。肝阴亏虚，头目、肢体失其濡润，则头目眩晕耳鸣，手足蠕动；阴津亏少，不能上乘，则口干咽燥，两目干涩；阴虚阳亢，虚热内生，则潮热，颧红；虚热扰心，则五心烦热；入睡后阳气入里蒸津外出，则盗汗；舌红少苔而干，脉细数，均为阴虚火旺之征。

444. 肝风四证（肝阳化风、热极生风、血虚生风和阴虚生风证）的临床表现怎样鉴别？

肝风四证应从性质、主症、兼症、舌苔、脉象等方面加以鉴别，其具体鉴别见表4-7：

表4-7　肝风四证鉴别表

证候	性质	主症	兼症	舌苔	脉象
肝阳化风	上实下虚证	眩晕欲仆，项强肢颤，语言謇涩，或卒然昏倒，不省人事，偏瘫	头摇而痛，手足麻木，步履不正	舌红苔白或腻	脉弦有力
热极生风	实热证	手足抽搐，颈项强直，甚则角弓反张，两目上视，牙关紧闭	高热神昏，躁扰如狂	舌红或绛，苔黄	脉弦数
阴虚动风	虚证	手足蠕动	潮热，盗汗，颧红，五心烦热，口干咽燥，两目干涩	舌红少苔而干	脉细数
血虚生风	虚证	肢体麻木，筋脉拘挛，手足震颤，肌肉跳动	眩晕耳鸣，面色无华，爪甲不荣	舌淡苔白	脉弦细

445. 肝胆湿热证的临床表现是怎样的？

肝胆湿热证，是指湿热蕴结肝胆所表现的证候。

临床常见症状有：身热不扬或寒热往来，胁肋灼热疼痛，或有痞块，腹胀，厌食，恶心口苦，大便不调，小便短赤，或身目发黄，或阴痒湿疹，或睾丸肿胀热痛，或带下黄臭等，舌红苔黄腻，脉弦数。

肝胆湿热证，以右胁肋部胀痛，纳呆，尿黄，舌红苔黄腻为辨证要点。湿性重浊、黏滞，湿热互结，热邪难发，则身热不扬；若肝胆同病，少阳枢机不利，正邪相争，则寒热往来；湿热蕴结肝胆，疏泄失职，肝气郁滞，故右侧胁肋部出现灼热疼痛；气滞血瘀，可致胁下痞块。肝气横犯脾土，脾胃受病，升降失司，运化失健，则见腹胀厌食；胃气上逆，故恶心欲吐；胆气随之上泛，可见口苦。湿热内蕴，湿偏重则大便稀溏，热偏重则大便干结。湿热下注，膀胱气化失司，所以小便短赤。肝经绕阴器，湿热随经下注，则为阴痒湿疹，或妇女带下黄臭；湿热蕴蒸睾丸，则睾丸肿胀疼痛。舌红苔黄腻，脉弦数，为湿热内蕴肝胆之征。

（五）肾与膀胱病辨证

446. 肾阴虚证的临床表现是怎样的？

肾阴虚证，是肾脏阴液不足表现的证候。

临床常见症状有：腰膝酸痛，眩晕耳鸣，失眠多梦，遗精，妇女月经量少甚或闭经，或见崩漏，形体消瘦，潮热盗汗，五心烦热，咽干颧红，溲黄便干，舌红少津，脉细数。

肾阴虚证，以肾虚主要症状和阴虚内热证共见为辨证要点。肾阴不足，骨骼失养，故腰膝酸痛；脑海失充，则头晕耳鸣。心肾为水火共济之脏，肾水亏虚，水火失济则心火偏亢，致心神不宁，而见失眠多梦；虚火扰动精室，而致遗精。妇女以血为用，阴亏则经血来源不足，所以经量减少，甚至闭经；阴虚则阳亢，虚热迫血可致崩漏。肾阴亏虚，虚热内生，故见形体消瘦，潮热盗汗，五心烦热，咽干颧红，溲黄便干，舌红少津，脉细数等症。

447. 肾阳虚证的临床表现是怎样的？

肾阳虚证，是肾阳气虚衰表现的证候。

临床常见症状有：腰膝冷痛，畏寒肢冷，尤以下肢为甚，面色㿠白或黧黑，头目眩晕，精神萎靡，或阳痿，妇女宫冷不孕；或五更泄泻；或浮肿，腰以下为甚，甚则腹部胀满，全身肿胀，心悸咳喘，舌淡胖苔白，脉沉弱。

肾阳虚证，一般以全身机能低下伴见寒象为辨证要点。腰为肾之府，肾阳虚衰，不能温养腰府，则腰膝冷痛；阳虚不能温煦肌肤，故畏寒肢冷，肾处下焦，肾阳不足，阴寒盛于下，故以下肢冷为甚。阳气不足，不能上荣于面，故面色㿠白。肾阳虚，鼓动无力，精血不能上荣头面，故精神萎靡不振。肾阳极度虚衰，浊阴弥漫肌肤，则面色黧黑无泽。肾阳虚，命门火衰，生殖机能减退，则见男子阳痿，妇女宫冷不孕。肾阳虚，火不生土，脾失健运，而见五更泄泻。肾阳虚，不能气化水湿，溢于肌肤则为水肿；水湿阻遏气机，则腹部胀满；水气凌心，则心悸；水湿上泛于肺，则咳喘。舌淡胖苔白，脉沉弱，均为肾阳虚衰，气血运行无力的表现。

448. 肾精不足证的临床表现是怎样的？肾阳虚、肾阴虚和肾精不足三证的临床表现如何鉴别？

肾精不足证是指肾精亏损所表现的证候。

肾精不足的临床表现为：小儿发育迟缓，身材矮小，智力迟钝，动作缓慢，囟门迟闭，骨骼痿软；成人早衰，发脱齿摇，耳鸣耳聋，健忘恍惚，足痿无力，动作迟缓；或性机能减退，男子精少不育，女子经闭不孕；舌淡红，脉细。

肾精不足证与肾阴虚证、肾阳虚证的异同点是：

肾精不足证与肾阴虚证虽均为肾之阴精不足所致，而且皆为虚证，但肾阴虚必兼阴虚内热之表现，而肾精亏损却无虚热之变；肾精不足证与肾阳虚证均有生殖及生长发育障碍，但肾阳虚兼有虚寒表现，而前者却无明显寒象。

449. 心阴虚、肝阴虚、肺阴虚和肾阴虚四证临床表现如何鉴别？

四证共同症状是一般阴虚证，不同点是本脏功能失职的症状，鉴别见表4-8。

表4-8 四阴虚证鉴别表

证 候	相 同 症 状	不 同 症 状
心阴虚	潮热盗汗、颧红、五心烦热 咽干消瘦、溲赤便干 舌红苔少而干,脉细数	心悸、失眠、健忘
肺阴虚		咳嗽、痰少或干咳甚则咯血、声音嘶哑
肝阴虚		头晕目涩、耳鸣如蝉、视力减退、手足蠕动、胁肋隐痛
肾阴虚		腰膝酸软、眩晕耳鸣、遗精、经少经闭或崩漏,发脱齿落

450. 肾气不固证的临床表现是怎样的？

肾气不固证，是肾气亏虚固摄失职所表现的证候。

临床常见症状有：面色苍白，神疲乏力，耳鸣，腰膝酸软，小便频数，或遗尿，遗精，带下，舌淡苔白，脉沉弱。

肾气不固证，一般以肾与膀胱不能固摄所表现的症状为辨证要点。肾气虚，气血活动无力，不能上荣于头面，则面色苍白，耳鸣；肢体失其气血之温养，则神疲乏力；肾气亏虚，骨骼失其肾气温养，则腰膝酸软。肾与膀胱相表里，肾气虚膀胱失约，以致小便次数频繁，量多清长，甚则小便失禁；肾之藏精，赖肾气的固摄，使精得以藏。肾气不足，则精关不固，精易外泄，故致遗精，带脉失固，常见带下清稀。舌淡苔白，脉沉弱，均是肾气虚衰之象。

451. 肾不纳气证的临床表现是怎样的？

肾不纳气证，是肾气虚衰，气不归元所表现的证候。

临床常见症状有：久病咳喘，呼多吸少，气不得续，动则益甚，自汗神疲，声音低怯，腰膝酸软，舌淡苔白，脉沉弱。

肾不纳气证，一般以久病咳喘，呼多吸少，气不得续，动则益甚和肺肾气虚表现为辨证要点。肾虚则摄纳无权，气不归元，故咳喘，呼多吸少，气不得续，动则喘息益甚；肾气亏虚，骨骼失养，故腰膝酸软乏力。肺气虚，卫外不固则自汗，机能活动减退，故神疲声音低怯。舌淡苔白，脉沉弱，皆为气虚之征。

452. 肾虚水泛证的临床表现是怎样的？

肾虚水泛证，是指肾阳不足，气化失职，气不化水所表现的证候。多因素体肾阳不足，或因久病伤肾，而致水湿泛溢所致。

临床常见症状有：周身浮肿，下肢较重，按之凹陷不起，畏寒肢冷，腹部胀满，尿少色清，心悸怔忡，喘咳痰鸣，咳痰稀白，舌淡苔白滑，脉沉迟无力。

肾虚水泛证，以周身浮肿，腰以下为甚，伴虚寒征象为辨证要点。肾阳虚气化水液失职，水邪泛溢肌肤，则周身浮肿，肾居下焦，又水性趋下，则水肿下肢为重；肾阳虚，机体失于温煦，则形寒肢冷；阳虚水泛，湿阻中焦，气机郁滞，则腹部胀满；肾阳不足，气化失司，水液不循常道，则尿少，阳虚不温，则尿色清冷。水邪上凌心肺，则心悸怔忡，咳喘痰鸣，舌淡胖，苔白滑，脉沉迟无力，为阳虚水泛之征象。

453. 膀胱湿热证的临床表现是怎样的？

膀胱湿热证，是指湿热蕴结膀胱而致小便异常所表现的证候，多由外感湿热，或饮食不节，湿热内生，下注膀胱所致。

临床常见症状有：尿频，尿急，小便灼热疼痛、黄赤短少或混浊，小腹胀闷，或伴有发热腰痛，或尿血，或尿有砂石，舌红苔黄腻，脉滑数。

膀胱湿热证，以尿频，尿急，尿痛，尿黄为辨证要点。湿热内蕴下注，侵袭膀胱，膀胱气化失司，故有小便频、急、热痛感。湿热互结燔灼阴液，则小便黄赤短少或混浊。膀胱位居小腹，湿热下注膀胱，则小腹胀闷。如湿热郁蒸，热淫肌表，可见发热；波及肾脏，则见腰痛；灼击阴络，则为尿血；久郁不解，煎熬尿中杂质成砂石，则尿中可见砂石。舌红苔黄腻，脉滑数，为湿热内蕴之象。

四、六 经 辨 证

454. 什么叫六经病辨证？

六经包括三阴（太阴、少阴、厥阴）和三阳（太阳、阳明、少阳）。六经辨证，是指在外感病变中，以三阴三阳为纲的一种辨证方法，是由张仲景创立的。

455. 六经辨证的临床意义是什么？

六经辨证是脏腑、经络、气血病理变化的概括。

① 临床表现为热证、实证的，多属三阳病证；表现为寒证、虚证的，多属三阴病证。②三阳病证多以六腑及气血的病变为基础；三阴病证多以五脏及气血的病变为基础。

456. 六经病是如何传变的？

一般说来，六经传变，阳证大多从太阳开始，然后传入阳明、少阳，如正气不足亦可传及三阴；阴证大多从太阴开始，然后传入少阴、厥阴，但亦有邪气直中三阴的。总之，病邪传变，大多自表而里，由实而虚；然在正复邪衰的情况下，亦可由里达表，由虚转实。前者是病邪进展的传变，后者是病情向愈的转归，疾病的传变是与各种客观因素的影响有密切关系的。所以，疾病的传变虽然没有固定的形式，但是也总不离乎六经的证候范围，因而只要分清六经脉证的界限，也就能识别六经病证的传变证候。

（一）太阳病辨证

457. 什么叫太阳病？

太阳病，是指外感风寒邪气，侵犯肌表，以头项强痛而恶寒，脉浮为主要临床表现的病证。太阳为人身的藩篱，主肌表，外邪侵袭，大多从太阳而入，正气奋起抗邪，于是首先表现出来的就是太阳病。太阳病分为经证和腑证，太阳经证，因病人体质不同和感受风寒之邪的偏重，又分为太阳中风证和太阳伤寒证。

458. 太阳中风证的临床表现是怎样的？

太阳中风证为外感风邪，营卫不和，卫强营弱所表现的证候。

常见临床表现有：发热，恶风，头项强痛，汗出，苔薄白，脉浮缓。

太阳中风证以发热恶风，头项强痛，脉浮缓为辨证要点。太阳中风的主要病机，是由于外感风邪而营卫失调所致。太阳主表，统摄营卫。卫为阳，功主卫外；营为阴，有营养的作用。阳在外为阴之使，阴在内为阳之守。今风邪外袭，卫受病则卫阳浮盛于外而发热，卫阳浮盛于外，失其固摄，因而营阴不能内守而汗自出，汗出则营弱。汗出肌疏，故恶风。由于汗出肌腠疏松，营阴不足，故脉浮缓。因邪未入里，故舌苔未变。由于此证有汗出、脉浮缓之症，所以又有表虚证之称，这是对太阳伤寒证的表实而言的，并不是绝对的虚证。

459. 太阳伤寒证的临床表现是怎样的？

太阳伤寒证为寒邪袭表，卫阳被束，营阴郁滞所致的证候。

常见临床表现有：发热恶寒，头项强痛，身痛，无汗而喘，苔薄白，脉浮紧。

太阳伤寒证以发热恶寒，头项强痛，无汗，脉浮紧为辨证要点。邪壅于表，故恶寒，卫与邪争，故发热。寒性凝滞、收引主痛，寒邪客表，卫阳被遏，营阴亦受邪滞，筋骨失于濡养、温煦，故身体骨节痛。腠理闭塞，故无汗。正气抗争于外，则脉浮，而寒邪束于表，则脉见紧。肺主呼吸而外合皮毛，邪束于外，影响及肺，肺气不利，则呼吸喘促。因其无汗，脉浮紧，故又称为表实证。

460. 太阳中风与太阳伤寒的临床表现怎样鉴别？

太阳中风证与太阳伤寒证的相同点均属于外感表证，均有发热，头项强痛，脉浮等。不同点，太阳中风证属表虚证，其症有汗出，脉浮缓。太阳伤寒证属表实证，其症为无汗，脉浮紧。

（二）阳明病辨证

461. 什么叫阳明病？

阳明病是外感病过程中，阳气亢盛，邪从热化最盛的极期阶段。按其性质来说属于里实热证。阳明病多因太阳病未愈，病邪逐渐亢盛入里所致，也有本经自发病者。根据邪气所中部位及临床表现的不同，阳明病又分为阳明经证和阳明腑证。

462. 阳明经证的临床表现是怎样的？

阳明经证指阳明病邪热弥漫全身，亢斥阳明之经，而肠道尚无燥屎内结的证候。

临床常见症状有：身大热，大汗出，大渴引饮，面赤心烦，舌苔黄燥，脉洪大。阳明经证以大热、大渴、大汗、脉洪大为其辨证要点。

邪入阳明，燥热亢盛，充斥阳明经脉，故周身大热；热迫津液外泄，故大汗出；汗出而津不能继，故大渴引饮。阳热上腾于面，故面赤；阳明热盛，热扰心神，故心烦。热盛伤津，所以舌苔黄燥。热甚阳亢，阳明为气血俱多之经，热迫其经，故脉来洪大。

463. 阳明腑证的临床表现是怎样的？

阳明腑实证是邪热传里与肠中糟粕相搏而成燥屎内结的证候。本证较阳明经证为重，一般为经证的进一步发展。

临床常见症状有：日晡潮热，甚者神昏谵语，腹部胀满疼痛，大便秘结，舌苔多厚黄干燥，边尖起芒刺，甚至焦黑燥裂，脉沉迟有力，或滑数等。

阳明经气旺于日晡（午后三时至五时），里热炽盛，充斥阳明，则日晡潮热。热邪熏蒸心包，则神昏谵语；里实热盛，耗伤津液，肠中干燥，而致大便秘结。舌苔黄干燥、起芒刺或焦黑燥裂，脉沉迟有力，或滑数，均为里热炽盛伤津所致。

（三）少阳病辨证

464. 什么叫少阳病？

少阳病证，是外感疾病过程中，邪气内侵，郁结于胆和三焦，邪正分争于表里之间的证候。少阳病从其病位上来看，是已离太阳之表，而未入阳明之里，正在表里之间，因而在其病变的转机上，既不属于表证，也不属于里证，而是属于半表半里的热证。

465. 少阳病临床表现是怎样的？

少阳证常见临床表现有：往来寒热，胸胁苦满，嘿嘿不欲饮食，心烦喜呕，口苦、咽干、目眩，舌苔白或薄黄，脉弦等。

邪入少阳半表半里之间，正邪相争，正不胜邪，则恶寒，正胜于邪，则发热，因此寒热往来，为少阳病的特点之一。少阳之脉布于胁肋，热郁少阳，故胸胁苦满。肝胆热炽，横犯胃腑，胃为热扰，则嘿嘿而不欲饮食，或热郁气滞，胃气上逆，而致呕吐。少阳木郁，木火上逆，扰乱心神，则心中烦扰。因少阳受病，邪热熏蒸，胆汁上逆则口苦，津为热灼则咽干，目为肝胆之外候，少阳风火上腾，所以目眩。脉弦为肝胆病常见脉象。因邪热尚未完全入里，故舌苔无大变化。

（四）太阴病辨证

466. 什么叫太阴病？

太阴病是指以脾胃阳虚，寒湿内盛所致的里虚寒证。它常见于外感疾病的中后期，邪由阳经转入阴经，正气开始衰退的阶段。脾属太阴，与阳明胃相表里，胃阳旺盛则邪从燥热而化，脾阳不足则邪从寒湿而化，故阳明病属于里实热，太阴病属于里虚寒。由于脾与胃同居中州，互为表里，所以两经见证可以相互转化，如阳明病气虚，可转为太阴；太阴病阳复，亦可转为阳明。

467. 太阴病的临床表现是怎样的？

太阴病临床常见症状有：脘腹胀满隐痛，时痛时止，恶心呕吐，食欲不振，大便泄泻，口不渴，舌淡苔白腻，脉象沉缓而弱。

脾阳不足，运化失职，则脘腹满闷；虚寒阻滞，气机不通，则腹痛，太阴病腹满、痛为虚，所以腹满时减，而且喜温喜按。由于中焦虚寒，脾失健运，则食欲不振，或清浊不分而泄泻，以其邪从寒湿而化；下焦气化未伤，津液犹能上承，所以太阴病口多不渴。但在吐利严重的情况下，也可能有口干渴的感觉，不过渴不喜饮，或渴喜热饮而饮亦不多。寒湿之邪，弥漫太阴，故舌苔白腻、脉沉缓而弱。

（五）少阴病辨证

468. 什么叫少阴病？

少阴病属于全身性虚寒证。多为外感病过程中的后期阶段，病情多属危证。少阴经属于心肾，为水火之脏，是人身的根本，心肾机能衰减，抗病力量薄弱，则病情危重。少阴病既可从阴化寒，又可从阳化热，因而在临床上有寒化、热化的两种不同证候。

469. 少阴寒化证的临床表现是怎样的？

少阴寒化证是指心肾阳气虚衰所表现的全身性虚寒证候。是少阴病过程中比较多见的一种证候，多为阳气不足，病邪内入，从阴化寒，而呈现出全身性的虚寒证象，这与太阴病的肠胃虚寒证是不同的。

临床常见症状有：无热恶寒，四肢厥冷，精神萎靡，呕不能食，或食入即吐；下利清谷，或反不恶寒，甚至面赤，脉微欲绝。

少阴阳气衰微，阴寒独盛，故无热恶寒。阳衰寒盛，外不能温煦四肢，则四肢厥冷。阳气衰微，神气失养，则精神萎靡。阳虚内不能温运于脾胃，阴邪充斥，故下利清谷，呕不能食，或者食入即吐。若阴寒极盛于下，将残阳格拒于上，则表现为阳浮于上的面赤"戴阳"假象。阳气衰微不能鼓动血液运行，故脉微欲绝。

470. 少阴热化证的临床表现是怎样的？

少阴热化证是指心肾阴虚阳亢，从阳化热的证候。多由邪热不解而耗伤真阴，或素体阴虚，邪入少阴，从阳化热，热灼真阴而致。

临床常见症状有：心烦不寐，口燥咽干，舌尖红赤少苔，脉象细数。少阴病热化证是阴虚阳亢，与少阴病寒化证的阳微阴盛，正好相反。邪入少阴，从阳化热，化热则阴液受灼，水亏则不能上济于心，水火不济，而心火独亢，火热扰乱神志，则心烦不寐。阴液亏少，不能上承，故口燥咽干；舌尖红赤少苔，脉细数均为阴虚阳亢病象。

（六）厥阴病辨证

471. 什么叫厥阴病？

厥阴病，是指肝胆和胃的病变，临床表现极为复杂，多属六经病的后期，这个阶段正气已虚，阴阳失调，正邪斗争消长不同，故有上热下寒和厥热胜复的不同转机。

472. 厥阴病的临床表现是怎样的？

厥阴病的临床表现有：消渴，气上冲心，心中疼热，饥而不欲食，食则吐蛔。

厥阴病的主症，表现为上热下寒。因厥阴为阴之尽，阳之始，厥阴为病，正气虚微，阴阳失衡，故表现寒热错杂，其特点是阴阳各趋其极，阳并于上则上热，阴并于下则下寒。上焦热扰阴津而致阴伤，故见渴而多饮。邪热上冲心营，则心中疼痛。下焦肠道虚寒，故饥不欲食。蛔虫闻食味而上冲，故食则吐蛔。

五、卫气营血辨证

473. 什么叫卫气营血辨证？

卫气营血辨证，是针对温热病在发展过程中病位由浅入深、病情由轻至重的四个阶段而设的辨证方法。它是清代叶天士在伤寒六经辨证的基础上发展创立的，并弥补了六经辨证的不足，丰富了中医学辨治外感热病的内容。

（一）卫分辨证

474. 什么叫卫分证？

卫分证候，是温热病邪侵犯肌表，卫气功能失常所表现的证候。常见于外感温热病的初期，卫分病主表，而肺合皮毛，主一身之表，又肺与口鼻相通，且"肺位最高，邪必先伤"，故卫分证邪从皮毛或口鼻而入，常伴有肺经病变的见症。

475. 卫分证的临床表现是怎样的？

卫分证的临床症状有：发热，微恶风寒，舌边尖红，苔薄白，脉浮数；常伴有头痛，口干微渴，咳嗽、咽喉肿痛等症。

温热病邪，犯于肌表，卫气被郁，故发热，微恶风寒。温为阳邪，所以常多发热重而恶寒轻。温热在表，故舌质边尖红，苔尚属正常，而脉来浮数。阳邪必伤阳络，清空被扰，是以头痛；邪郁肤表，卫受其侵，肺失宣降，是以咳嗽；热伤津液，所以初起即见口干微渴；咽喉为肺之门户，温热上灼，所以咽喉红肿疼痛。

（二）气分辨证

476. 什么叫气分证？

气分证，是温热病邪内入脏腑，正盛邪实，正邪剧争，阳热亢盛的里热证。由于邪入气分犯及所在脏腑、部位的不同，因此，所反映的证候也就有很多类型，常见的如热壅于肺，热扰胸膈，热蒸在胃，热迫大肠等。

477. 热邪壅肺证的临床表现是怎样的？

热邪壅肺证的临床表现有：发热不恶寒反恶热，咳喘，胸痛，咯吐黄稠痰，舌红苔黄，脉数；常伴有心烦、口渴尿赤等症。

温热病邪，入于气分，正邪剧争，阳热亢盛，故发热而不恶寒、尿赤、舌红、苔黄、脉数，邪不在表，故不恶寒反恶热；热甚伤津故口渴，热扰心神故心烦。热壅于肺，肺失清肃，气机不利，故咳喘、胸痛；肺热炼液成痰，所以痰多黄稠。

478. 里热炽盛证的临床表现是怎样的？

里热炽盛证的临床表现有：身热，汗出，口渴饮冷，面赤心烦，或神昏谵语，舌苔黄燥，脉洪大。里热炽盛证以大热、大渴、大汗、脉洪大为其辨证要点。邪热入里，燥热亢盛，充斥经脉，故周身热；热迫津液外泄，故汗出；汗出而津不能继，故口渴饮冷。阳热上腾于面，故面赤；里热炽盛，热扰心神，故心烦，甚则神昏谵语。热盛伤津，所以舌苔黄燥。热甚阳亢，热迫经脉，故脉来洪大。

479. 热结胃肠证的临床表现是怎样的？

日晡潮热，手足汗出，甚者神昏谵语，腹部胀满疼痛，大便秘结，舌苔多厚黄干燥，边尖起芒刺，甚至焦黑燥裂。脉沉迟有力，或滑数等。

阳明经气旺于日晡（午后三时至五时），里热炽盛，充斥阳明，则日晡潮热；四肢禀气于阳明，阳明热盛，则手足溅然汗出；热邪熏蒸心包，则神昏谵语，里热盛实，耗伤津液，肠中干燥，而致大便秘结。舌苔黄干燥、起芒刺或焦黑燥裂，脉沉迟有力，或滑数，均为里热炽盛伤津所致。

（三）营分辨证

480. 什么叫营分证？

营分证，是以营阴受损，心神被扰的病变为其特点的证候，是温热病邪热内陷的深重阶段。多由卫分、气分传变而来，或一发病即在营分。营行脉中，内通于心，故营分证候介于气分和血分之间，若病邪由营转气，表示病情好转；而由营入血则表示病情加重。

481. 热伤营阴证的临床表现是怎样的？

热伤营阴证的临床表现有：身热夜甚，口渴不甚，心烦不寐，时有谵语，斑疹隐隐，舌质红绛，脉象细数。

邪热入营，灼及营阴，故身热灼手，阴气夜行于阴，与在阴之邪相争，故身热入夜尤甚。营热蒸津于上，故虽阴伤但口渴不甚。营气通于心，营分有热，心神被扰，故心烦不寐，时有谵语。若热窜血络，则斑疹隐隐。营分有热，热势蒸腾，故舌质红绛。脉细数为热伤营阴之脉。

482. 热入心包证的临床表现是怎样的？

热入心包证的临床表现有：身体灼热，四肢厥冷，神昏谵语，或昏愦不语，舌謇，舌色鲜绛，脉细数。邪热闭郁于内，阳气不达四末，故身体灼热而四肢厥冷。邪热内陷心包，扰乱神志，则神昏谵语，或昏愦不语。舌为心之苗，邪热阻于心窍，则舌謇而言语不利。心营热盛，故舌色鲜绛。营阴耗伤，故脉细数。

（四）血分辨证

483. 什么叫血分证？

血分证，是以耗血动血、阴伤动风为其特征的病证，是卫气营血病变的最后阶段，也是温热病发展过程中最为深重的阶段。心主血而肝藏血，故邪热入于血分，势必影响心肝二脏；而邪热久羁，以致耗伤真阴，久病又多及于肾，所以血分证以心、肝、肾病变为主。血分证多由营分传变而来，或邪热直入血分而致。

484. 血热出血证的临床表现是怎样的？

血热出血证的临床表现有：身热灼手，斑疹透露，色紫或黑，吐血、衄血、便血、尿血，神昏谵语，躁扰不宁，舌质深绛或紫，脉细数。

邪热入于血分，较诸热闭营分更为深重，故身热更甚。血热扰心，故神昏谵语，躁扰发狂；血分热极，迫血妄行，故出现各种出血症；血中热炽，故舌质深绛或紫。实热伤阴耗血，故脉见细数。

485. 血热动风证的临床表现是怎样的？

血热动风证的临床表现有：身热，神昏惊厥，抽搐、颈项强直，角弓反张，窜视，牙关紧闭，脉弦数等。

邪热入于血分，则身热。热扰心神，则神昏惊厥。肝藏血主风，血热灼及肝经，肝风内动，故见抽搐、颈项强直，角弓反张，窜视，牙关紧闭，脉弦数等。

486. 血热伤阴证的临床表现是怎样的？

血热伤阴证的临床表现有：低热不退，或夜热早凉，五心烦热，热退无汗，口干咽燥，神倦，耳聋，肢体干瘦，舌上少津，脉象虚细。或见手足蠕动。

邪热久羁血分，劫灼肝肾之阴，阴虚阳热内扰，故低热，或夜热早凉、五心烦热；阴精耗竭，不能上承清窍，故口干咽燥，舌上少津，耳聋失聪；阴精亏损，神失所养，故神倦；阴精与血液俱亏，肢体失于滋润濡养，故干瘦；精血不足，故脉虚细；若血虚不能养筋，虚风内动，故手足蠕动。

六、三 焦 辨 证

487. 什么是三焦辨证？

三焦辨证，是阐述温热病邪在人体上、中、下三焦所属脏腑病理变化及其证候不同阶段的辨证方法。是清代吴鞠通根据三焦部位划分，结合温病传变规律，总结而成。就其证候来看，上焦包括手太阴肺经和手厥阴心包经的证候；中焦包括足阳明胃经和足太阴脾经的证候；下焦包括足少阴肾经和足厥阴肝经的证候。其病理变化，一般是病始上焦，次传中焦，终于下焦，此为顺传。如果病由肺传心包则为逆传，故三焦传变次序有时也不固定。温热病就其病变性质来说，有温热和湿热之分，三焦辨证常作为湿热病的主要辨证方法。

488. 上焦湿热证的临床表现是怎样的？

上焦湿热证，是指湿热病邪伤及肺和皮毛所表现的证候，属湿热病的初期阶段。

临床常见症状有：发热恶寒，或午后发热，头重如裹，肢体困重，胸闷咳嗽或便溏，口腻不渴，苔白腻，脉濡缓。本证为感受湿热邪气，病位主要在肺与皮毛，但由于湿与脾胃的关系密切，故上焦湿热往往兼有脾胃蕴湿的见症。

湿热郁遏肌表，卫阳被郁，故发热恶寒。湿热郁蒸，阳明经气旺于日晡之时，故午后发热。湿性重浊，湿困于上，故头重如裹。湿郁肌表，故肢体困重。湿阻胸阳，肺失宣降，故胸闷咳嗽。湿困脾胃，受纳 、运化失职，气机升降失调，故腹胀便溏。有湿而津未伤，故口腻不渴。病在初起，湿浊尚未化热，故舌苔白腻，脉濡缓。

489. 中焦湿热证的临床表现是怎样的？

中焦湿热证，是以指湿邪伤及脾胃所表现的证候，属湿热病的中期阶段。本证可由上焦湿热传入，或由感受暑湿之邪所致，也可因饮食不节，化生湿热而成。临床常见症状有：发热，身热不扬，汗出热不解，脘腹痞闷，饥不欲食，恶心呕吐，身重倦怠，小便不利，大便溏而不爽，苔黄腻，脉濡数。湿性重浊、黏腻，湿热郁蒸于内，故发热，身热不扬；湿热缠绵，不易分解，故汗出热不解。湿热困脾，气机不畅，升降失常，则脘腹痞闷，恶心呕吐，饥不欲食。湿邪重浊，则身重倦怠。湿热阻滞中焦，气失通畅，故小便不利，大便不爽或溏泻。舌苔黄腻、脉象濡数均为湿热郁蒸之象。

490. 下焦湿热证的临床表现是怎样的？

下焦湿热证，是指病变重点在肠和膀胱，以二便异常为主要表现的证候。临床常见症状有：小便癃闭，渴不多饮，或大便不通，少腹硬满，头胀昏沉，苔白黄腻，脉濡数。下焦湿热，多从中焦传来。湿热蕴结膀胱，气化失职，则小便癃闭。湿聚于下焦，津不能上承则口渴，但湿邪尚存于内，故渴而不多饮。湿热阻滞大肠，传导功能失职，腑气不通，则大便不通，小腹硬满。湿热上蒙清窍，则头胀昏沉。苔白黄腻，脉濡数，均为湿热之征。

第五章　预防和治疗原则

第一节　预防原则

491. 什么叫预防？预防原则有哪些？

预防，就是采取一定的措施，防止疾病的发生与发展。中医学历来十分重视疾病的预防。早在内经中就提出了"治未病"的预防思想。

预防原则包括未病先防和既病防变二方面。

一、未病先防

492. 什么是未病先防？其主要措施是什么？

未病先防，就是在疾病发生之前，做好各种预防工作，防止疾病的发生。

中医学认为疾病的发生，关系到正气与邪气两个方面的因素。邪气是疾病发生的重要条件，正气不足是疾病发生的内在因素。因此治未病必须从两方面着手：一是增强人体的正气，二是防止邪气的侵害。

493. 增强人体正气的方法有哪些？

通过加强身体锻炼、调节精神情志、生活起居有规律、药物预防和人工免疫等各种方法可增强体质，提高正气，从而增强机体的抵抗力，达到预防疾病发生的目的。

（1）加强身体锻炼

正气的强弱与体质密切相关。生命在于运动，经常锻炼身体，可以使气机调畅，血脉流通，体质增强，提高抵抗力，是减少和防止疾病发生的重要措施。我国东汉时期的医学家华佗根据"流水不腐，户枢不蠹"的道理，模仿虎、鹿、猿、熊、鸟五种动物的动作、姿势锻炼身体，创造了"五禽戏"。此外，太极拳、八段锦、易筋经、气功等传统的、具有民族特色的健身运动方法，均有良好的健身防病作用。现代的广播操、健美操、舞蹈等各种体育锻炼，不仅能增强体质，对预防疾病起到了很好的作用，同时对某些慢性疾病也有一定的治疗作用。

（2）注意饮食与生活起居

① 饮食要有节制：要养成良好的饮食习惯，饮食应定时适量为宜，过饥过饱都可损伤胃肠功能而引起疾病，尤其不可过食肥甘厚味。各种饮食含有不同的营养，要进行合理搭配，防止饮食偏嗜。如饮食失宜，或饮食过寒过热，或饮食五味有所偏嗜，均可导致阴阳失调或某些营养缺乏而发生疾病。另外，还要注意饮食卫生，防止"病从口入"，引起胃肠道疾病或寄生虫等疾病。

② 起居要有规律：在起居方面要有一定的规律性，作息时间应根据四季气候的变化，进行合理的安排，才能达到预防疾病、增强体质和健康长寿的目的。

③ 劳逸结合：过度劳累则耗伤气血，损伤正气；过度安逸则气血运行迟缓，甚则阻滞，过劳过逸都会损伤人体正气，导致疾病的发生。

（3）调节精神情志

精神情志来源于脏腑功能活动，与机体的脏腑气血等功能活动密切相关。经常保持心情舒畅、愉快，可以使精神振奋，气机调畅，血液流通，正气旺盛，减少疾病的发生。

（4）人工免疫

增强人体的免疫力也是治未病的一项重要措施。我国早在十六世纪就已经发明了用人痘接种法来预防天花，开创了世界免疫学的先驱，为后世免疫学的发展做出了极大的贡献。通过人工免疫方法，也能增强体质，提高抵抗力，达到预防某些疾病的作用，如乙肝疫苗、白百破疫苗、非典疫苗、破伤风疫苗、流感疫苗等。

494. 防止邪气侵害的方法有哪些？

邪气是致病的重要条件，所以未病先防既要增强体质，提高正气抗邪的能力，又要防止各种邪气的侵害。具体有如下方法：

① 讲究卫生，保证居住环境的清洁，注意空气流通；

② 预防食物和水源的污染以杜绝胃肠道传染性疾病和寄生虫病的发生；

③ 避免六淫、疫疠等邪气的外袭，及时对传染病人进行隔离；

④ 注意防范金刃伤、跌打损伤、烧烫伤、持重努伤等外伤和虫兽伤等。

二、既病防变

495. 既病防变的主要措施是什么？

既病防变是指如果疾病已经发生，则应在疾病的初期阶段，争取早期诊断、早期治疗，或采取控制疾病传变的方法，以防止疾病传变和进一步发展，达到早日康复的目的。

第二节　治　　则

496. 什么叫治则？治则主要有哪些？

治则是治疗原则的简称，是治疗疾病所必须遵循的基本原则。中医治则是在整体观念和辨证施治的理论指导下制定的，其内容十分丰富，它从不同的角度指导着中医的临床治疗。

治则主要有"治病求本"及在这一根本治疗原则的指导下，根据疾病的虚实变化，确立的"扶正祛邪"治则；根据疾病的矛盾主次不同而制定"标本先后"治则；根据疾病的真假现象确立的"正治与反治"治则；根据疾病的证候不同而确立的"病治异同"治则；根据疾病阴阳偏盛偏衰而制定的"调整阴阳"治则；以及根据疾病发生的季节，地区，病人的性别、年龄、体质的不同而制定的"三因制宜"等治则。

一、扶　正　祛　邪

497. 什么是扶正？其适应证是什么？

扶正，即用扶助正气的药物，或针灸、推拿、按摩等方法，配合饮食调养、功能锻炼等综合措施，扶助正气，增强体质，提高机体的抗病能力，以达到战胜疾病、恢复健康的目的。扶正治则主要用于治疗虚证，如气虚、血虚、阴虚、阳虚及各种脏腑虚损之证。"虚者补之"就是扶正治则的具体运用。临床上常用的益气法、养血法、滋阴法、助阳法等都是在扶正治则指导下，根据具体病情制定的治疗方法。

498. 什么是祛邪？其适应证是什么？

祛邪，即用祛除邪气的药物，或针灸、推拿、手术等方法，以祛除邪气，达到邪去正复，恢复健康的目的。祛邪治则主要用于治疗实证，如表实、里实、实寒、实热等。"实者泻之"就是祛邪治则的具体运用。临床常用的汗法、下法、泻火、祛湿、化瘀法等都是在祛邪治则指导下，根据邪气的性质不同制定的治疗方法。

499. 扶正与祛邪并用的适应证是什么？

扶正与祛邪兼用，适用于正虚邪实的虚实夹杂证。

（1）祛邪兼扶正：即祛邪为主，兼以扶正。临床用于邪盛为主要矛盾，正虚为次要矛盾的病证。如温热病邪热炽盛，损伤阴液，治以清热为主，兼以养阴。

（2）扶正兼祛邪：即扶正为主，兼以祛邪。临床用于正虚为主要矛盾，邪盛为次要矛盾的病证。如气虚之体又感风邪，应以益气为主，兼以疏风解表。

（3）先扶正后祛邪：即先用补法后用攻法。临床用于正虚邪实，以正气虚为主要矛盾，正气虚衰而不耐攻伐的病证。此时先祛邪则更伤正气，所以必须先扶助正气，使正气逐渐恢复，能承受攻伐时再用祛邪的方法治疗。如正虚邪实的虫积证，因久病正气大伤，不宜即行驱虫，应先以健脾和胃扶助正气，待正气适当恢复时，再给予驱虫法治疗。

（4）先祛邪后扶正：即先用攻法后补法。临床用于正虚邪实，以邪气盛为主要矛盾，正气虽虚，但尚可耐受攻伐的病证。此时如果先扶正反会助邪，所以必须先祛除邪气，然后再扶助正气。例如瘀血引起的崩漏，由于出血而致血虚，但瘀血不去，出血不止，应先进行活血化瘀止血的方法，然后再用补血方法治疗。

二、治病求本

500. 什么叫标？什么叫本？

标和本是一个相对的概念，常用以概括事物的本质与现象，说明疾病过程中矛盾的主次关系。标，是事物的表面现象；本，是事物的内在本质。标，是疾病过程中的次要矛盾；本，是疾病过程中的主要矛盾。

501. 什么是治病求本？

治病求本，就是在治疗疾病时，必须寻找出疾病的根本原因，并针对根本原因进行治疗。如头晕，可由血虚、肝阳上亢、瘀血、痰湿等原因引起，治疗时要结合其临床表现，进行辨证求因，找出其根本原因，分别采用养血、平肝潜阳、活血祛瘀、燥湿化痰等方法治疗。治病求本，是任何疾病治疗时都必须遵循的原则，而且对其他治则都具有指导作用，其他治则都从属于这一根本原则。

（一）标本缓急

502. 急则治标的适应证是什么？

急则治标，是指在某些情况下，标病甚急，成为疾病的主要矛盾，如不及时解决标病，就有可能危及生命，或影响本病的治疗，这时必须先治其标，等标病缓解后，再治疗本病。如大出血病人，无论何种原因引起的出血，均应先采取应急措施，先止血治其标，待血止病情缓解后，再根据出血的病因病机进行治疗。又如病人以前就有慢性腰腿痛，现在又感受风寒，而见发热恶寒，则应先治其标，用疏风散寒之法使表证消除，再治本病。急则治标，只是一时权宜之计，最终目的仍是为了更好的治本。

503. 缓则治本的适应证是什么？

缓则治本，是指在病情较缓的情况下，要抓住疾病的本质进行治疗。例如肺阴虚引起的咳嗽，肺阴虚为本，咳嗽为标，治疗宜用滋阴润肺的方法，肺阴虚得到纠正，咳嗽就自然消除。

504. 标本同治的适应证是什么？

标本同治，又称标本兼治。是指在标本俱急或标本俱不急的情况下，如单纯地采用先治本或先治标均不能达到治疗目的时，所采取标本兼顾的方法。如气虚又外感，气虚为本，外感为标。若单纯解表则更伤正气，单纯益气则表邪不解，因此必须标本兼治，用益气解表的方法才能收效。又如阴虚便秘，单纯滋阴则达不到治疗目的，单纯通便则可致阴液更伤，所以必须滋补阴液与攻下通便同时并用，才能达到邪去正安的目的。

标本同治，也不是不分疾病的主次，一律平等对待，还是要根据临床证候的具体情况，对标本有所侧重。如肺痨证，肺阴虚为本，潮热、盗汗、咳嗽等症状为标，治疗应以治本滋养肺阴为主，兼以治标止嗽，即"本而标之"；若肺痨大量咯血，治疗应以止血治标为主，兼滋补肺阴以治本，即"标而本之"。

总之，标本同治时当根据标病与本病的主次轻重，在治疗时有所侧重。

（二）正治与反治

正治

505. 什么叫正治？它的适应证是什么？

正治是逆其疾病证候性质而治的一种治疗原则，又称"逆治"。正治法是临床上常用的一种治疗方法，它适用于疾病的症状与本质相一致的疾病。正治法包括有寒者热之、热者寒之、虚者补之、实者泻之四种。

506. 什么是寒者热之？

寒，是指病证的性质为寒；热，是指药物的性质为热。寒者热之，是指寒性病变出现寒象，用温热性质的药物治疗。如表寒证用辛温解表药，里寒证用辛热温里药。

507. 什么是热者寒之？

热，是指病证的性质为热；寒，是指药物的性质为寒。热者寒之，是指热性病变出现热象，用寒凉性质的药物治疗。如表热证用辛凉解表药，里热证用苦寒清里药。

508. 什么是虚者补之？

虚，指以正气不足为主要矛盾的病证；补，是治疗原则。虚者补之，是指虚性病变出现虚象，用补益药治疗。如血虚用养血法，阴虚用滋阴法，气虚用益气法等。

509. 什么是实者泻之？

实，是指以邪气盛为主要矛盾的病证；泻，是治疗原则。实者泻之，就是实性病变出现实象，用祛除邪气的药物治疗。如瘀血用活血祛瘀法，食积用消食法，燥屎内结用泻下法等。

反治

510. 什么叫反治？它的适应证是什么？

临床上有些复杂的疾病，常会出现疾病本质与现象不一致的情况，也即出现了假象。反治就是顺从疾病的征象（假象）而治的一种治疗方法，又称"从治"。反治法适用于疾病的症状与本质相反的病变。究其实质，仍是在治病求本法则的指导下，针对疾病的本质而进行治疗。常见的疾病本质与现象不一致的情况有真寒假热证、真热假寒证、真虚假实证、真实假虚证，所以与之相适应的反治法有热因热用、寒因寒用、通因通用、塞因塞用四种。

511. 什么叫寒因寒用？

寒因寒用，是指用寒性药物治疗具有假寒症状的病证。前一"寒"，指寒凉性质的药物；后一"寒"指病证出现的假寒症状。寒因寒用，适用于"真热假寒"证，即阳热内郁，不能外达，格阴于外，形成内真热而外假寒的证候，常可见壮热、口渴、便秘尿少、舌红苔黄等实热症状及四肢厥冷、脉沉等假寒症状。治疗时，顺其假象应用"寒因寒用"的方法。寒因寒用从表面上看是用寒药治疗寒的症状，但从病机来看，仍属于用寒性的药物治疗热性病证的"热者寒之"的治疗原则。

512. 什么叫热因热用？

热因热用，是用指热性药物治疗具有假热症状的病证。前一"热"指热性的药物；后一"热"指病证出现的假热症状。热因热用，适用于"真寒假热"证，即阴寒内盛，格阳于外，虚阳外越，形成内真寒而外假热的证候，常可见四肢逆冷、下利清谷、脉微欲绝等真寒症状及面赤如妆、口渴、身热等假热症状。治疗时，顺其假象应用"热因热用"的方法。热因热用从表面上看是用热药治疗热的症状，但从病机来讲，仍属于用热药治疗寒性病证的"寒者热之"的治疗原则。

513. 什么叫通因通用？

通因通用，是指用通利的药物治疗有通泻症状的实证。前一"通"指用泻下通利的药物，后一"通"指实证出现泻下通利的症状。通因通用，适用于真实假虚证。如食积引起的腹泻，用消导泻下法治疗；瘀血引起的崩漏，用活血祛瘀法治疗；膀胱湿热引起的小便频数，用清热利尿法治疗等等，从病机来讲，仍属于运用通泻的药物治疗有余之证的"实则泻之"的治疗原则。

514. 什么叫塞因塞用？

塞因塞用，是指用补益的药物治疗闭塞不通症状的虚证。前一"塞"是指用补益的药物，后一"塞"是指虚证出现闭塞不通的症状。塞因塞用，适用于真虚假实证。如阴液亏损的便秘，采用滋补阴液的方法，以"增水行舟"；脾虚失运引起的腹胀痞满，用补脾益气法治疗；气血亏虚引起的经闭，用补气养血法治疗；肾虚引起的尿闭，用温补肾阳法治疗等等，从病机来讲，仍属于运用补益的药物治疗虚损之证的"虚则补之"的治疗原则。

三、治病异同

515. 什么叫同病异治？

同病异治，是指在同一疾病中，由于发病的时间、地区及病人的体质不同，或处于疾病不同的发展阶段等的不同，所表现的证候不同，因此治疗方法也不一样。例如咳嗽，有风寒证、风热证；虚证、实证；外感咳嗽与内伤咳嗽等的不同，所以咳嗽的治疗方法必然不同。又如乳蛾（扁桃体炎）在病变发展的不同阶段，所表现的证候不一样，因此治疗方法也不一样。初期为风热外袭、肺经有热型，治宜疏风清热，利咽消肿；中期多为肺胃热盛型，治宜泻热解毒、利咽消肿；慢性期多属肺肾阴虚，余热不清，阴液不足型，治宜滋养肺肾，清热养阴。

516. 什么叫异病同治？

异病同治，是指不同的疾病，在其发展的过程中出现了相同性质的证候，就可采用相同的治疗方法。如胃下垂、子宫下垂、脱肛等不同疾病，都是由于气虚下陷所致，具有中气不足的证候表现，因此都可用补中益气的方药治疗；在如感冒、头痛、咳嗽等不同的病，都可由于外感风寒所致，只要辨证一致，均可以用疏风散寒的方药来治疗。

四、调整阴阳

517. 什么是调整阴阳？

调整阴阳，就是补不足、损有余，使阴阳恢复到平衡状态。一切疾病都可归纳为阴阳失调所致，也就是由于阴阳偏盛偏衰所致的虚实寒热的不同病理变化。所以疾病种类虽多，病理变化虽不同，但其本质都是阴阳失调，所以调整阴阳就是治疗疾病的根本原则。

518. 什么是补其不足？

补其不足，是针对阴阳偏衰的病理变化所制定的治疗原则。阴阳偏衰，即阴偏衰或阳偏衰，是阴阳消长，"消"得太过的病变，是不足之证，是以正气虚为主要矛盾的病变，包括阴虚则热，阳虚则寒，因其均为虚证，所以根据"虚则补之"的原则补其不足。对阴虚则热的虚热证，应用"阳病治阴"的方法，以滋补阴液的药物来制约阳亢之火盛，即所谓"壮水之主，以制阳光"。对阳虚则寒的虚寒证，应用"阴病治阳"的方法，以温补阳气的药物来消除阴寒之偏盛，即所谓"益火之源，以消阴翳"。

由于阴阳双方是互根依存的，所以阴阳偏衰进一步发展，可以产生"阴阳互损"的病理变化，即阴虚损到一定程度可累及阳，阳虚损到一定程度可累及于阴，从而出现阴阳两虚的病证，治疗上应该采用阴阳双补的方法，但阴阳两虚的病证一定要分清主次。

在治疗阴阳偏衰的病证时，还应注意阴中求阳，阳中求阴。阳中求阴，即治疗阴虚证时，在滋阴方药中佐以补阳药，使阴得阳升而泉源不绝。如治疗肾阴虚时，常于滋养肾阴方药中适当加入鹿胶、锁阳等温阳之品。阴中求阳，即在治疗阳虚证时，温阳方药中佐以滋阴药，使阳得阴助而生化无穷。如治疗肾阳虚时，常于温补肾阳方药中适当加入熟地、山茱萸等滋阴之品。

此外，还有治疗亡阳与亡阴的回阳救逆及益气生津固脱之法。

519. 什么是损其有余？

损其有余，是针对阴阳偏盛的病理变化所制定的治疗原则。阴阳偏盛，即阴偏盛或阳偏盛，是阴阳消长，"长"得太过的病变，是有余之证，是以邪气盛为主要矛盾的病变，包括阴盛则寒，阳盛则热，因临床表现均为实证，所以根据"实则泻之"的原则损其有余。其中"阳盛则热"的实热证，根据"热者寒之"的原则，用寒凉的药物来清泻有余之阳热。对"阴盛则寒"的实寒证，根据"寒者热之"的原则，用温热的药物来温散有余之阴寒。

由于阴阳双方是对立制约的，故"阴胜则阳病，阳胜则阴病"。因此在阴阳偏盛的病变中，需要注意有无一方偏衰的情况存在。若有相对一方偏衰时，则当兼顾其不足，配以滋阴或助阳之品。

五、三因制宜

520. 什么是三因制宜？

三因制宜即指因人、因时、因地制宜。中医学认为，疾病的发生、发展与转归，受多种因素的影响，如个体体质的差异、气候的变化、地理环境的不同，均对疾病有一定的影响。同一疾病，因发病的季节、地区不同及病人的年龄、性别、体质的差异等使病情的变化也不同。因此治疗疾病时，必须因人、因时、因地制宜，根据疾病的具体情况，制定适当的治疗方法，称之为"三因制宜"。

521. 何谓因人制宜？

因人制宜，是指根据病人的年龄、性别、体质等不同特点，来考虑治疗用药的原则。

（1）年龄

人的年龄不同，生理功能和病理变化是不一样的，治疗用药也应有所不同。如小儿生机旺盛，为稚阴稚阳之体，但气血未充，脏腑娇嫩，一旦患病，易寒易热，易虚易实，病情变化非常迅速。所以，治疗小儿疾病要及时，药性宜平和，药量必须根据年龄加以区别，少用补药，忌用峻剂。

青壮年体质强壮，气血旺盛，患病多为实证，治疗时剂量可稍偏重，以祛邪泻实为主。

而老年人生理机能衰退，脏腑功能减退，气血亏虚，患病多虚证或虚实夹杂证，治疗时用药要酌情减量，以补虚为主。即使邪实需用攻逐者，也应注意扶正与祛邪兼施，以免损伤正气。

（2）性别

男女性别不同，各有其不同的生理、病理特点，治疗、用药时也应有所区别。特别是妇女，有经、带、胎、产的生理特点，素多血亏，治疗用药时须加以考虑。如月经期，要慎用活血祛瘀之品；妊娠期禁用或慎用泻下、破血、滑利、走窜或有毒之品；产后应注意有无恶露不尽或气血亏虚等情况。

男子生理上有前列腺、精室、性功能等特点，故病理上就有排尿不畅、遗精、早泄、阳痿、滑精、精液异常等病证。实证应注意驱邪，虚证当注意不忘补肾及调理相关脏腑功能。

（3）体质

由于每个人有先天禀赋和后天调养的不同，所以人体的体质不仅有强弱之分，而且还有偏寒偏热以及患有某种慢性病等不同情况，治疗上就应有所区别。如素体体质强壮者，患病多为实证，能耐受攻伐，用药剂量可偏重；体质虚弱者，患病多虚证或虚实夹杂，不能耐受攻伐，用药剂量宜轻，以补为主；素体阳盛或阴虚之体，用药宜寒凉，慎用温热；素体阴盛或阳虚之体，用药宜温热，慎用寒凉。所以同样的疾病，人的体质不同，所采用的治法和药物往往不同。

此外工作环境、职业的不同，对人体的生理功能也有不同的影响，其病理变化也有不同，治法和药物也应予以考虑。

522. 何谓因时制宜？

因时制宜，是指根据不同季节气候的特点，来考虑治疗用药的原则。

一年四季，有寒热温凉的气候变迁，对人体的生理、病理均有不同的影响，所以治疗疾病时要考虑当时的气候条件。如春夏气候温热，人体的腠理疏松开泄，此时外感风寒，用辛温解表药，剂量要酌减。若用量太大，发汗太过，则耗伤气阴，甚至导致亡阴亡阳之变。而秋冬气候寒凉，阴盛阳衰，人体腠理致密，除非大热之证，要慎用寒凉之剂，以防苦寒伤阳。所以，季节不同，气候特点不同，用药的剂量和寒热药的选用也要恰当。

523. 何谓因地制宜？

指根据不同地理环境的特点，来考虑治疗用药的原则，称之为因地制宜。

不同地理环境，由于气候条件和生活习惯不同，对人的生理功能和病理变化都有影响，所以治疗用药时亦应有所区别。如我国西北地区，地势高而寒冷，其病多寒，治宜辛温；东南地区，地势低而温热潮湿，其病多湿热，治宜苦寒。即使出现相同的疾病，治疗时也要考虑不同地区的特点。如外感风寒表证，西北地区气候寒冷，人体腠理多致密，麻黄、桂枝一类温热性药药量可稍重；东南地区气候湿热，人体腠理多疏松，即便需用麻黄、桂枝类辛温解表药，药量也要减轻。

此外，地理环境、经济条件的不同，如山区与平原、城市与农村，人们的生活习惯、体质状况、生活条件均不同，对疾病的发生发展也有重要的影响，如血吸虫病、疟疾等病。这些因素在治疗用药时也不能忽视。

参 考 文 献

1 吴敦序主编. 中医基础理论. 上海：上海科学技术出版社，1995

2 刘笑非主编. 中医学基础. 北京：中国医药科技出版社，1999

3 何晓晖主编. 中医基础学. 北京：学苑出版社，2002

4 王满恩主编. 中医药基础. 北京：化学工业出版社，2004

全国医药高职高专教材可供书目

	书　名	书号	主编	主审	定价
1	中医学基础	7876	石　磊	刘笑非	16.00
2	中药与方剂	7893	张晓瑞	范　颖	23.00
3	药用植物基础	7910	秦泽平	初　敏	25.00
4	中药化学基础	7997	张　梅	杜芳麓	18.00
5	中药炮制技术	7861	李松涛	孙秀梅	26.00
6	中药鉴定技术	7986	吕　薇	潘力佳	28.00
7	中药调剂技术	7894	阎　萍	李广庆	16.00
8	中药制剂技术	8001	张　杰	陈　祥	21.00
9	中药制剂分析技术	8040	陶定阊	朱品业	23.00
10	无机化学基础	7332	陈　艳	黄　如	22.00
11	有机化学基础	7999	梁绮思	党丽娟	24.00
12	药物化学基础	8043	叶云华	张春桃	23.00
13	生物化学	7333	王建新	苏怀德	20.00
14	仪器分析	7334	齐宗韶	胡家炽	26.00
15	药用化学基础（一）（第二版）	04538	常光萍	侯秀峰	22.00
16	药用化学基础（二）	7993	陈　蓉	宋丹青	24.00
17	药物分析技术	7336	霍燕兰	何铭新	30.00
18	药品生物测定技术	7338	汪穗福	张新妹	29.00
19	化学制药工艺	7978	金学平	张　珩	18.00
20	现代生物制药技术	7337	劳文艳	李　津	28.00
21	药品储存与养护技术	7860	夏鸿林	徐荣周	22.00
22	职业生涯规划（第二版）	04539	陆祖庆	陆国民	20.00
23	药事法规与管理（第二版）	04879	左淑芬	苏怀德	28.00
24	医药会计实务（第二版）	06017	董桂真	胡仁昱	15.00
25	药学信息检索技术	806	周淑琴	苏怀德	20.00
26	药学基础	8865	潘　雪	苏怀德	21.00
27	药用医学基础（第二版）	05530	赵统臣	苏怀德	39.00
28	公关礼仪	9019	陈世伟	李松涛	23.00
29	药用微生物基础	8917	林　勇	黄武军	22.00
30	医药市场营销	9134	杨文章	杨　悦	20.00
31	生物学基础	9016	赵　军	苏怀德	25.00
32	药物制剂技术	8908	刘娇娥	罗杰英	36.00
33	药品购销实务	8387	张　蕾	吴阊云	23.00
34	医药职业道德	00054	谢淑俊	苏怀德	15.00
35	药品 GMP 实务	03810	范松华	文　彬	24.00
36	固体制剂技术	03760	熊野娟	孙忠达	27.00
37	液体制剂技术	03746	孙彤伟	张玉莲	25.00
38	半固体及其他制剂技术	03781	温博栋	王建平	20.00
39	医药商品采购	05231	陆国民	徐　东	25.00
40	药店零售技术	05161	苏兰宜	陈云鹏	26.00
41	医药商品销售	05602	王冬丽	陈军力	29.00
42	药品检验技术	05879	顾　平	董　政	29.00
43	药品服务英语	06297	侯居左	苏怀德	20.00
44	全国医药中等职业技术教育专业技能标准	6282	全国医药职业技术教育研究会		8.00

欲订购上述教材，请联系我社发行部：010-64519684（张荣），64518888

如果您需要了解详细的信息，欢迎登录我社网站：www.cip.com.cn